# 中国城市环境卫生行业
# 年度发展研究报告
## (2016-2017)

Annual Research Report on the Development of
Urban Environmental and Sanitation Industry in China

许碧君 邰俊 张瑞娜 主编

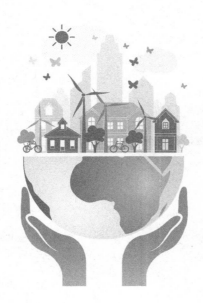

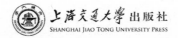
上海交通大学出版社
SHANGHAI JIAO TONG UNIVERSITY PRESS

**内容提要**

本书对 2016—2017 年中国环境卫生行业等进行了全面、系统的跟踪、调查和研究,包括总体发展、环卫机械设备、垃圾分类、垃圾填埋处理、垃圾焚烧处理、餐厨垃圾处理、建筑垃圾处理以及行业大事记等 8 个章节,涵盖了环卫行业的重点和热点,不仅详细描述了系统内各细分领域的现状,并对环卫市场形势进行分析预测,可帮助政府环卫部门、企业和研究机构更准确地把握该行业的主要运行现状、发展前景和投资机会。

**图书在版编目(CIP)数据**

中国城市环境卫生行业年度发展研究报告.2016—2017/许碧君,邰俊,张瑞娜主编.—1 版.—上海:上海交通大学出版社,2018
ISBN 978-7-313-19493-0

Ⅰ.①中… Ⅱ.①许…②邰…③张… Ⅲ.①城市卫生-环境卫生-卫生工作-研究报告-中国-2016-2017 Ⅳ.①R126

中国版本图书馆 CIP 数据核字(2018)第 118524 号

**中国城市环境卫生行业年度发展研究报告(2016—2017)**

主　　编:许碧君　邰　俊　张瑞娜
出版发行:上海交通大学出版社　　　　　　　地　　址:上海市番禺路 951 号
邮政编码:200030　　　　　　　　　　　　　电　　话:021-64071208
出 版 人:谈　毅
印　　制:江苏凤凰数码印务有限公司　　　　经　　销:全国新华书店
开　　本:787mm×1092mm　1/16　　　　　印　　张:7.75
字　　数:163 千字
版　　次:2018 年 9 月第 1 版　　　　　　　　印　　次:2018 年 9 月第 1 次印刷
书　　号:ISBN 978-7-313-19493-0/R
定　　价:98.00 元

# 编委会名单

**主　编**　许碧君　邰俊　张瑞娜

**副主编**　毕珠洁　贾　川

**编　委**　余召辉　夏　旻　袁国安
　　　　　金宁奔　刘泽庆　陶倩倩
　　　　　奚　慧

# 前　言

2016年是"十三五"规划的开局之年,是推进结构性改革的攻坚之年。多年来,经过不断的探索、实践,我国环境卫生行业、产业进入快速发展通道,成为国内关注的新热点。

在"十三五"规划的关键之年,编制组整合环境卫生行业2016年全年及2017年的主要进展,依据国家统计局、住房和城乡建设部、全国数十家报纸杂志及权威网络的基础信息及环境卫生专业研究单位等公布和提供的大量资料,结合对环境卫生相关企业和科研单位的实地调查,对我国环境卫生行业的设施建设、运行服务、产业发展情况进行了分析,分章节对环卫车辆,垃圾分类、焚烧、填埋,餐厨垃圾处理,环卫一体化,生活垃圾处理设施监管,热解气化新技术应用等方面进行了专题研究,力图用文字、图表来反映全行业在过去一年的发展变化。

由于编写时间比较仓促,且环境卫生行业涉及面较广,翔实的数据获取较为困难,尽管编委会尽了最大努力,仍难免存在疏漏之处,敬请读者指正。

# 目　录

# 第 1 章

# 行业总体进展

2016 年是"十三五"规划的开局之年,为实现"十三五"时期发展目标,破解发展难题,中央强调必须牢固树立并切实贯彻"创新、协调、绿色、开放、共享"的发展理念,其中"绿色"理念的提出进一步强化了未来环境保护的战略地位。环卫及相关产业伴随政策春风也继续迎来历史性的发展空间。进入 2017 年后,整个环卫行业延续了开局之年的火热,产业链的纵深发展也得到了进一步提高,垃圾前端的收集收运也和末端处置一样越来越受市场化重视。

2016 年以来,垃圾焚烧依然是环卫行业最大的热点,各大相关论坛围绕垃圾焚烧的议题展开的宣传已成主流,整个焚烧产业仍然保持较快的发展,市场空间未来也依然可期待。随着《生活垃圾分类制度实施方案》的出台和习近平主席提出普遍推行垃圾分类制度的要求,将生活垃圾分类工作提升到前所未有的高度,垃圾分类工作在部分地区开始得到实质性推动并取得部分成效,同时也带动垃圾分类工作市场化的进一步发展。环卫服务领域也正式进入跳跃式发展期,市场上超 10 亿的环卫一体化项目接连出现,"垃圾收集、运输和保洁"环卫服务市场也在频频吸引眼球;之前这块主要由政府统包的工作在许多地区开始迅速推向市场,"大蛋糕"已经吸引大批企业争相进入夺取。自 2016 年以来,"环保督查"也在环卫领域掀起了一场治污问责风暴,1 月 4 日以来的三批次中央环保督查组已经完成对 23 个省区市的督察,问题清单中有 18 个省市涉及环卫领域问题,部分省市问题严重。此外,2016 年,固废行业并购、整合消息继续频传,带动整个市场格局潜移默化地改变,昭示着环卫这一行业还处在日新月异的发展时期。

## 1.1 政策与标准

### 1.1.1 部分省区市环卫领域问题多发,中央环保督查工作启动

从 2016 年 1 月 4 日的河北省督查试点开始,至 2017 年 5 月 28 日第三批中央环保督查工作结束,中央环保督察组已经完成了 23 个省区市的督察。公开的数据显示,三批中

央环保督察已初步立案处罚 15 586 家,罚款 7.75 亿元,立案侦查 1 154 件,行政和刑事拘留 1 075 人,问责 10 426 人,约谈 12 386 人。在中央环境保护督察组针对各省区市提出的整改问题清单中,23 个地区中有 18 个省市涉及环卫领域问题。涉及的环卫领域的问题清单中主要存在有生活垃圾处理设施不足、生活垃圾违规处置、简易垃圾填埋场存在风险、生活垃圾随意倾倒严重、渗滤液偷排或超标排放严重、建筑垃圾管理不善、生活垃圾分类工作滞后和臭气扰民等一系列问题。本次环保督察工作结束后,各省市针对环保督察组提出的意见清单实施的一系列整改措施正在推进,将促进一批环卫领域基础设施的新建,同时也会带来一大批类似渗滤液处理升级改造工程的实施,从管理上也会促使地方政府更加重视环卫工作的规范化。

**表 1-1　中央环保督察组提出的主要问题(环卫领域)**

| 领域 | 存在主要问题 |
| --- | --- |
| 生活垃圾 | 处置能力不足、处置设施超负荷运行、简易垃圾堆场严重污染环境、垃圾处理设施配套不完善,污染防治措施缺失、处理恶臭设施明显不足、违规处置问题突出、二次污染控制问题突出等 |
| 渗滤液 | 渗滤液外运与暂存问题比较普遍、渗滤液处理设施缺乏、渗滤液超标排放问题严重等 |
| 建筑垃圾 | 管理机制不全、违规处置、处置能力不足等 |
| 餐厨垃圾 | 收集处理力量严重不足、处置设施建设未到位等 |
| 生活垃圾分类 | 工作进展缓慢、效果不佳等 |

### 1.1.2　标准规范与政策密集发布,行业发展日益规范

2016 年,住房和城乡建设部新发布或修订的环境卫生行业操作规范、产品标准、工程标准规范 10 项,包括《生活垃圾填埋场防渗土工膜渗漏破损探测技术规程》CJJ/T 214—2016、《生活垃圾卫生填埋场运行监管标准》CJJ/T 213—2016、《垃圾专用集装箱》CJ/T 496—2016、《生活垃圾产量计算及预测方法》CJ/T 106—2016、《压缩式垃圾车》CJ/T 127—2016、《城镇环境卫生设施属性数据采集表及数据库结构》CJ/T 171—2016、《剪切式垃圾破碎机》CJ/T 499—2016、《城市公共厕所设计标准》CJJ 14—2016、《生活垃圾转运站技术规范》CJJ/T 47—2016、《堆肥翻堆机》CJ/T 506—2016。2017 年 1—8 月共发布 3 项,包括《生活垃圾渗沥液膜生物反应处理系统技术规程》CJJ/T 264—2017、《生活垃圾焚烧厂标识标志标准》CJJ/T 270—2017、《生活垃圾卫生填埋场封场技术规范》GB 51220—2017;并有 27 项工程建设标准、14 项产品标准正在编制或修订中。

为了落实《国务院关于印发深化标准化工作改革方案的通知》(国发〔2015〕13 号),进一步改革工程建设标准体制,健全标准体系,完善工作机制,住房和城乡建设部于 2016 年 8 月发布了《关于深化工程建设标准化工作改革的意见》(建标〔2016〕166 号)。《意见》提出:"到 2020 年,适应标准改革发展的管理制度基本建立,重要的强制性标准发布实施,政

府推荐性标准得到有效精简,团体标准具有一定规模"。按照国家标准体系的构建要求,我国环卫行业标准体系也将面临着变革,今后将着眼于修订和精简现有标准,鼓励团体标准的编制与实施。2017 年,住房和城乡建设部下达了《市容环卫工程技术规范》和《生活垃圾处理处置工程技术规范》两个强制标准,标准编制发布实施后,以往所有现行标准中的强制性条文将被废止,由新标准代替。

2016 年以来,行业多个相关政策密集出台,包括《"十三五"全国城镇生活垃圾无害化处理设施建设规划》(发改环资〔2016〕2851 号)、《关于推进再生资源回收行业转型升级的意见》(商流通函〔2016〕206 号)、《国务院办公厅关于转发国家发展改革委住房城乡建设部生活垃圾分类制度实施方案的通知》(国办发〔2017〕26 号)、《关于政府参与的污水、垃圾处理项目全面实施 PPP 模式的通知》(财建〔2017〕455 号)等。此外,地方政府也从多个层面发布各项生活垃圾管理办法或条例,涉及生活垃圾分类、餐厨垃圾处理、设施监管等多个领域。

## 1.2　设施水平

### 1.2.1　建设投资

2016 年,全国城市环境卫生固定资产投资为 445.2 亿元(见图 1-1),比 2015 年增加 11.85%。垃圾处理投资为 118.1 亿元,比 2015 年大幅减少 24.77%,结束了连续 3 年增长的趋势。环境卫生固定资产投资占市政公用设施固定资产投资的比例为 2.55%,与 2015 年相比基本持平。

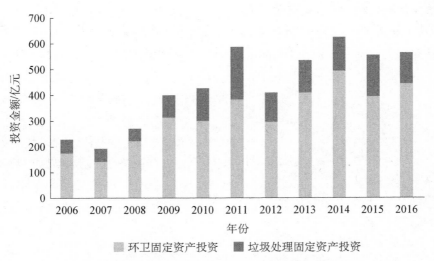

图 1-1　全国城市环卫建设固定资产投资历年变化

2016 年,全国县城市容环境卫生固定资产投资为 115.9 亿元(见图 1-2),比 2015 年增加 56.08%。其中垃圾处理投资为 52.4 亿元,同样比 2015 年大幅增加 65.82%。县城市容环境卫生投资金额在经历 2010—2012 年大幅增长后,近几年投资总额总体较为稳定。2016 年县城环境卫生固定资产投资占市政公用设施固定资产投资的比例为 3.41%,比 2015 年增长约 1 个百分点。

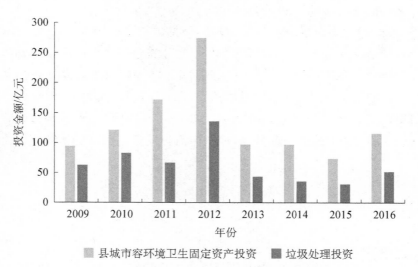

图 1-2  全国县城环卫建设固定资产投资历年变化

### 1.2.2  处理设施

2016 年全国城市生活垃圾无害化处理设施达到 934 座,无害化处理量为 19 631.77 万吨,比 2015 年分别增长 4.94% 和 8.99%。卫生填埋和焚烧作为我国生活垃圾无害化处理的两种主要方式,在总量上继续保持增长。其中,卫生填埋 651 座,比 2015 年增加 11 座,无害化年处理量为 11 824.43 万吨,比 2015 年增加 2.97%。生活垃圾焚烧厂 249 座,比 2015 年增加 29 座,无害化年处理量为 7 378.44 万吨,比 2015 年增加 19.48%。

填埋、焚烧分别占总无害化处理量的 60.23% 和 37.59%(见图 1-3),填埋处理总量占比比 2015 年下降 3.51%,焚烧厂数量和处理能力持续保持上升,处理总量占比比 2015 年增加 3.31 个百分点。其他类型处理设施 34 座,比 2015 年增加 4 座,无害化年处理量为 428.93 万吨,比 2015 年增加 21.04%,在全国 31 个省份中,北京采用其他类型设施进行无害化处理生活垃圾的总量最大,占到了全国总量的 29.36%。

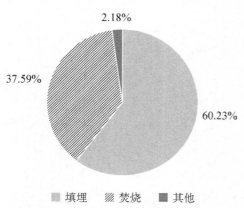

图 1-3  2016 年全国城市生活垃圾无害化处理设施能力占比情况

2016 年全国县城生活垃圾无害化处理设施共有 1 205 座,无害化处理量为 5 658.36 万吨,比 2015 年分别增长 1.52%和 7.57%。其中,卫生填埋场数量增长开始放缓,2016 年卫生填埋场 1 115 座,只比 2015 年新增 8 座;卫生填埋无害化处理能力 160 120 吨/日,年无害化处理量为 4 891.39 万吨,占县城生活垃圾无害化处理总能力的 86.44% (见图 1-4),相比 2015 年 89.13%有所下降。2016 年,全国县城焚烧厂 50 座,较 2015 年快速增长了 13 座;无害化处理总量 578.15 万吨,较 2015 年的 401.43 万吨大幅增长了 44.02%,占县城生活垃圾无害化处理总能力比例提升了 2.01%,达到了 10.22%。其中,浙江与江苏两省县城焚烧厂数量最多,分别有 9 座和 6 座。其他无害化处理设施,2016 年县城共有 40 座,较 2014 年的 42 座减少了 2 座。

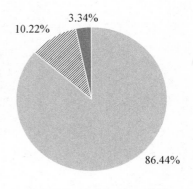

图 1-4 2016 年全国县城生活垃圾无害化处理设施能力占比情况

### 1.2.3 公共厕所

2016 年全国城市公共厕所数量共有 129 809 座(见图 1-5)。其中,三类以上厕所 97 640 座,比 2015 年分别增长 2.74%和 4.38%;三类以上公共厕所占全部公共厕所数量比例由 2015 年的 74.04%上升至 75.22%。2016 年 9 月 5 日,住房和城乡建设部正式发布了《城市公共厕所设计标准》(CJJ 14—2016),新标准突显城市公厕设计理念的根本性转变,即以男性使用为主到注重考虑女性厕位比例和数量,要求在人流集中的场所,女厕位与男厕位(含小便站位,下同)的比例不应小于 2:1。

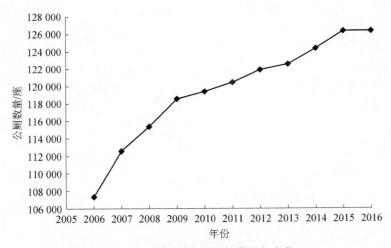

图 1-5 全国城市公厕数量历年变化

2016 年全国县城公共厕所数量为 43 613 座。其中,三类以上厕所 22 840 座(见图 1-6),较 2015 年,分别增加 133 座和 1 471 座;三类以上公共厕所占全部公共厕所比例由

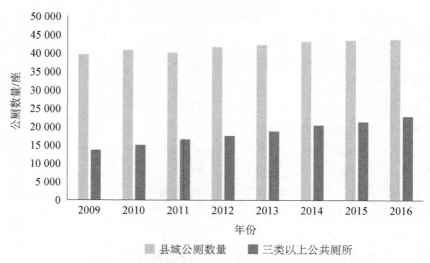

图 1-6　全国县城公厕数量历年变化

2014 年的 49.15％继续攀升至 52.37％。

## 1.3 公共服务能力

### 1.3.1 生活垃圾清运

2016 年全国城市共清运生活垃圾 20 351.28 万吨,比 2015 年增加 6.32％(见图 1-7),清运量继续保持快速增长。2016 年城市生活垃圾无害化处理率已达到 96.46％,较 2015 年的 94.10％继续提升了 2.36％。

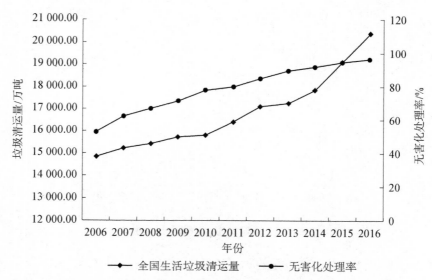

图 1-7　全国城市生活垃圾清运量、无害化处理率历年变化

2016 年全国县城共清运垃圾 6 659.53 万吨,与 2015 年相比的只增长 4.43 万吨(见图 1-8),与城市相比较,县城的生活垃圾清运量一直保持在较为稳定的状态。

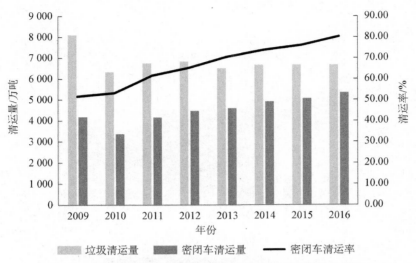

**图 1-8 全国县城生活垃圾清运量、密闭车清运量历年变化**

### 1.3.2 粪便清运

2016 年全国城市共清运粪便 1 299.16 万吨,无害化处理量 647.06 万吨(见图 1-9),无害化处理率为 49.81%。伴随城市上水、下水管网的不断普及和水冲式公共厕所数量的逐年增加,城市粪便清运量较 2015 年继续下降,但无害化处理率也保持上升,较上一年增加 2.92%。

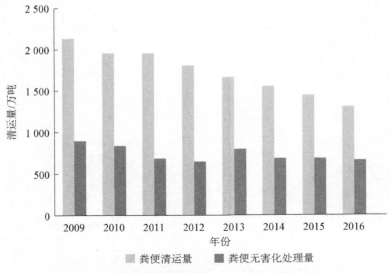

**图 1-9 全国城市粪便清运量、无害化处理量历年变化**

2016 年全国县城共清运粪便 420.35 万吨,比 2015 年减少了 68.82 万吨,清运量依然保持下降趋势。但处理量 169.39 万吨较 2014 年增加了 16.35 万吨,总处理率达到 36.41%,处理率继续保持上升趋势。

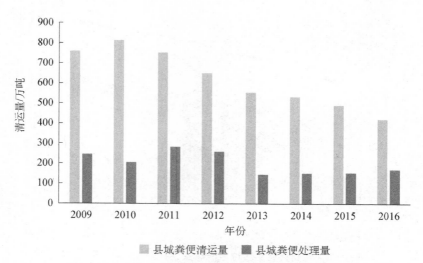

**图 1-10　全国县城粪便清运量、无害化处理量历年变化**

### 1.3.3　道路清扫

2016 年全国城市道路清扫面积 794 923 万平方米,其中机械化清扫面积 474 961 万平方米(见图 1-11),占全部清扫面积的 59.75%。2017 年 7 月 6 日住房和城乡建设部最新发布的《住房城乡建设事业"十三五"规划纲要》提出,到 2020 年城市道路机械化清扫率需达到 60%,当前的机械化已经只差 0.25%,按目前增长态势,预计 2017 年将超过该目

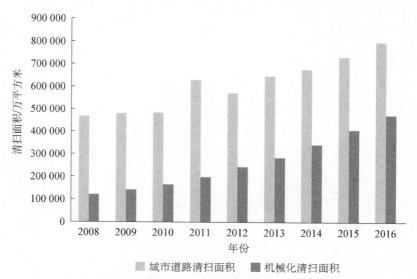

**图 1-11　全国城市道路清扫面积、机械化清扫面积历年变化**

标。全国城市道路清扫面积累计比 2015 年增加 8.84%,机械化清扫面积比 2015 年增长 17.11%,道路机械清扫作业率继续稳固提高。清扫面积和机械化作业率的持续高增长表明了以"道路清扫保洁"为主的环卫服务一体化项目拥有巨大的市场空间。

2016 年全国县城道路清扫面积 250 676 万平方米,较 2015 年增长 5.55%(见图 1－12)。其中机械化清扫面积 127 089 万平方米,占全部清扫面积 50.70%,较 2014 年的43.46%增长了 7.24 个点,县城道路清扫机械化作业率保持迅速增长。

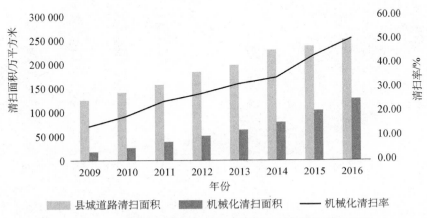

图 1－12　全国县城道路清扫面积、机械化清扫面积历年变化

### 1.3.4　环卫专用车辆设备

2016 年全国城市环卫专用车辆设备总数达到 193 942 台(辆),比 2015 年增加 28 217 台(辆)(见图 1－13),增长率达到 17.03%,与机械化清扫面积增长比例相近。自 2011 年以来,环卫专用车辆设备已经连续 6 年以上保持两位数的增长。

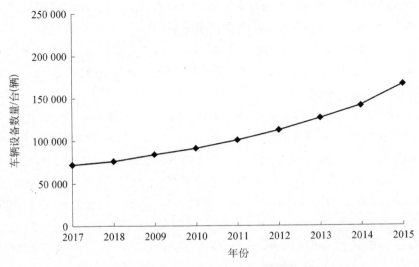

图 1－13　全国城市环卫专业车辆设备数量历年变化

2016 年全国县城环卫专用车辆设备总数为 46 291 台(辆),比 2015 年增加 3 589 台(辆)(见图 1-14),增长率为 8.40%,环卫专用车辆设备的快速增加促使县城环卫作业机械率的稳固增加。

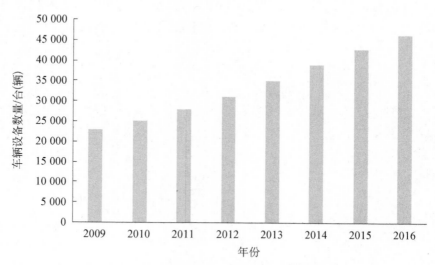

图 1-14 全国县城环卫专业车辆设备数量历年变化

## 1.4 生活垃圾处理和资源化

### 1.4.1 强制分类成焦点,两网融合成趋势必然

2016 以来,生活垃圾分类工作再次成为全民焦点。习近平主席提出生活垃圾分类要求和《生活垃圾分类制度实施方案》等一系列政策出台将分类工作提升到了前所未有的高度。2016 年 12 月 21 日下午,习近平总书记主持召开了中央财经领导小组第十四次会议,在听取了"浙江省关于普遍推行垃圾分类制度"的报告后,提出普遍推行垃圾分类制度,关系 13 亿多人的生活环境改善,关系垃圾能不能减量化、资源化、无害化处理,要加快建立分类投放、分类收集、分类运输、分类处理的垃圾处理系统,形成以法治为基础、政府推动、全民参与、城乡统筹、因地制宜的垃圾分类制度,努力提高垃圾分类制度覆盖范围。习近平主席亲自发出生活垃圾分类工作的倡议与要求,表明了中央对该项工作明确的支持态度和重视程度。2016 年以来,至少 17 个省/市制定了垃圾分类工作实施方案,如江苏省住房和城乡建设厅发布的《江苏省城乡生活垃圾分类和治理专项规划(2017—2020)编制纲要》(后简称《纲要》)要求已完成垃圾分类规划编制的并经过批准实施的城市需对照《纲要》作相应的修编,调整充实相关内容,已完成分类规划但未批复实施的需对照《纲要》重新编制,已经实施的城市需重新制订工作推进方案。

2017 年 3 月,国家发展改革委、住房城乡建设部联合发布了《生活垃圾分类制度实施方案》(国办发〔2017〕26 号)(后简称《方案》),《方案》明确要求到 2020 年底前,直辖市、省会城市、计划单列市以及第一批生活垃圾分类示范城市等 46 个城市的城区范围内先行实施生活垃圾强制分类,生活垃圾回收利用率达到 35% 以上。2017 年全国节能宣传周期间,国家机关事务管理局、住房城乡建设部、发展改革委、中宣部、中直管理局五部门联合发出通知,要求切实推进党政机关等公共机构生活垃圾分类工作,到 2017 年年底前,中央和国家机关及省区市直属机关率先实现生活垃圾强制分类。国家层面的强势支持也引导全国范围内垃圾分类工作开始呈现自上而下、循序渐进、贯彻执行的状态,逐步将垃圾分类工作落到实处。上海、宁波、苏州、广州、深圳等城市已经陆续发布了市级生活垃圾分类强制实施方案。国内一些已经推进实施垃圾强制分类工作的地方也被认为开始"动真格",如 2017 年 8 月 2 日,上海市城管局执法总队开出单位生活垃圾强制分类后的首张责令改正通知书,如果该单位拒不改正,将面临 100 元以上 1 000 元以下罚款。广州市提出 2017 年 9 月份对检查所发现问题以责令限期改正为主进行执法,10 月份开始以责令限期改正和处罚相结合的方法进行执法。

2016 年以来,在分类工作思路方面,要求生活垃圾网络与再生资源回收网络两网融合,国家出台多项政策,明确要求加强"生活垃圾分类回收"与"再生资源回收"的有效衔接、"探索两网协同发展的新机制"。此外,生活垃圾分类工作不断受到重视也为环卫市场化的进一步纵深推进注入了新的推进剂。

### 1.4.2　垃圾焚烧开局良好,"邻利型"目标成破解"邻避"难题的试金石

焚烧行业发展依旧迅猛,2016 年度在焚烧设施数量、处理能力、无害化处理量等方面依然保持了大幅度增长趋势,截至 2016 年年底,我国(设市城市与县城)共建成生活垃圾焚烧设施 299 座,占无害化设施总量的 14.0%,总焚烧处理能力 278 202 吨/日,占无害化处理能力的 34.3%;年焚烧垃圾 7 956.6 万吨,占无害化处理总量的 31.5%。与 2015 年相比,在焚烧设施、焚烧处理能力和焚烧处理量上分别同比增长 16.3%、18.3% 和 21.0%,在设施数量占比、设施能力占比和处理量占比方面分别增加了 1.6、3.3 和 3.2 个百分点。

2016 年 10 月 22 日,住房和城乡建设部、发改委、国土资源部和环保部四部委联合发布《关于进一步加强城市生活垃圾焚烧处理工作的意见》(建城〔2016〕227 号),其中重点提出到 2020 年年底,全国设市城市垃圾焚烧处理能力占总处理能力的一半(50%)以上,并全部达到清洁焚烧标准;要加强焚烧设施选址管理;建设高标准清洁焚烧项目;针对垃圾焚烧项目最大的难题——"邻避效应",构建"邻利型"服务设施。

2017 年年初,环境保护部开始组织在垃圾焚烧发电行业开展"装、树、联"工作,全面提升垃圾焚烧发电行业的环境管理整体水平,为增进"政企民"之间互信、破解"邻避效应"提供了新的有效途径。所谓"装、树、联",就是所有垃圾焚烧企业都要安装污染源监控设备,实时监测污染物的排放情况;都要在显著位置树立显示屏,将污染排放数据实时公开;

企业的自动监控系统都要与环保部门联网。目前,实施"装、树、联"总体进度完成过半,部分企业已提前完成任务。

### 1.4.3 餐厨垃圾处理设施建设提速,部分城市形成特色模式

"十二五"后期开始,国内餐厨垃圾处理设施建设进入了高速发展期,据不完全统计,2016年及之后建成的餐厨垃圾处理设施27座、在建54座、拟建37座,总处理能力2.13万吨,在能力和数量上较2016年之前建成的处理设施翻番。在2016年及之后建成、在建、拟建的设施中:统计到处理工艺的设施有114座,以厌氧发酵为主体的处理设施有109座,占比95.61%,成为绝对主流。

2016年5月,国家发改委等发出了《关于开展部分餐厨废弃物资源化利用和无害化处理试点城市终期验收和资金清算的通知》(发改办环资〔2016〕1157号),有6个试点城市通过了验收。2017年3月,国家发展改革委办公厅、财政部办公厅、住房城乡建设部办公厅再次发文,对2011—2012年获得三部委同意实施方案且尚未验收的试点城市(已获三部委同意延期验收的试点城市按复函明确的延期时限验收)进行终期验收,苏州市、西宁市、嘉兴市、南宁市等15座试点城市通过了验收。

根据对全国31个省市、166座城市的不完全统计,截至2017年8月底,已建成设施达到81座。在众多已建成运行设施中,部分地区形成了因地制宜的餐厨垃圾处置模式,如"属地化两级政府协同管理、收运处一体化市场运作"餐厨废弃物资源化利用和无害化处理的苏州模式;"互联网+物联网、大数据技术"全新解决模式在合肥诞生;"变废为宝,餐厨垃圾无害化处置"的宁波模式;"政府主导、法制管理、市场运作、无害处理、资源利用"的长沙模式;"收运处一体化模式"的常州样本;以及"源头管控、网格运输、生物处置"的章丘模式等。

### 1.4.4 热解气化等新技术工程化探索加快,实际效果有待实践考量

近年来,热解气化工艺技术作为生活垃圾热处理的一种方式,在我国生活垃圾处置上得到了一定应用,目前已经有部分地区建设了示范工程,如北京密云垃圾热解气化工程、河北霸州胜芳镇垃圾处理示范项目、浙江绍兴"城市生活绿岛"、广东惠州垃圾焚烧发电厂、广东东莞厚街垃圾处理厂、浙江舟山市嵊泗县嵊山镇生活垃圾处置项目等。根据政府采购网和PPP项目数据库热解气化项目统计数据,热解气化项目也在呈现逐年递增趋势,2013年以前无项目开展,2014年和2015年也分别只有3个和4个,但2016年热解气化项目呈现跳跃式增长至27个,2017年年初至8月也至少有10个项目。这些项目主要集中在广西、云南、贵州等西南省市,用于处置乡镇生活垃圾。

目前我国热解气化项目以"小型热解气化+二燃室"工艺为主,该工艺能够较好地解决农村生活垃圾的分散处置,但并未对热解气化产物(热解炭、合成气、热解油)进行二次利用,没有充分发挥热解气化工艺的高资源化率、二次污染小、能源转化效率高等优点。根据网络报道的热解气化示范工程中,对热解气化工艺产生的高附加值二次产品进行了

不同的应用尝试,工艺上取得了一定的进展,但由于生活垃圾成分复杂,造成二次产品杂质含量较高,导致二次产品加工投入较大,目前尚无成熟的且经济性较好的热解气化整体工艺。同时,由于目前热解气化在国家政策和相关标准并无明确定义,对热解气化工艺尚无全面的评价标准,难以将热解气化与焚烧明显区分。

## 1.5　环卫市场

### 1.5.1　环卫服务市场开始爆发式增长,一体化项目的数量、金额与年限齐增长

2015 年以"清扫保洁"为主的环卫服务市场伴随"PPP 元年"开始在市场上显山露水。进入 2016 年以后,环卫市场化呈现出爆发的增长态势,合同金额同比较 2015 年增幅高达 223%。2017 年我国的环卫市场化延续了 2016 年的强劲走势,1~6 月份合同金额接近 600 亿元,全年将轻松跳过 1 000 亿元关口,单独从西北地区(陕西、甘肃、宁夏、青海、新疆)拿出来的经费来看就可以感受到该行业的火爆,项目数量从 2015 年的 130 个到 2016 年的 195 个,2017 年半年多就有项目 191 个,金额从 2015 的 4 亿,到 2016 年的 55 亿,2017 年半年多达 35 亿元。

在环卫一体化项目总合同金额方面,据不完全统计,2016 年合同金额超过 10 亿元的新签环卫项目为 12 个,2017 年 1~7 月份合同金额超 10 亿元的新签项目为 11 个,而 2015 年则没有一个超过 10 亿元的新签环卫项目。除了合同金额越来越大外,合约的期限也越来越长。2015 年全国合同期 5 年以上(含 5 年)的环卫市场化项目数量为 305 个,2016 年全国合同期 5 年以上(含 5 年)的环卫市场化项目数量为 561 个,2017 年 1—7 月份全国合同期 5 年以上(含五年)的环卫市场化项目数量则达到了 678 个。金额与年限的大跨步引导"大环卫"理念呼之欲出。

环卫服务市场的主体也颇为活跃,国企与民企同台竞技、三大阵营基本形成。2016 年,启迪桑德、北京环卫集团、福建龙马环卫、北控水务、深圳玉禾田、劲旅环境、中联重科、东莞家宝园林绿化、广州侨银环保、昌邑康洁环卫等十强合同额合计约占全行业的 60%。行业龙头逐渐集中。

### 1.5.2　固废领域并购热度依旧,海外标的备受青睐

进入 2016 年,固废领域依然是各类投资者、企业、服务机构青睐的产业之一。固废资本市场也持续保持着近几年的火热,继续呈现出大市场、大项目、大需求的趋势。大型央企、地方国资和各个上市公司为进一步发展扩张,继续通过并购加速抢占细分市场,或进行横向一体化,或纵向一体化,甚至跨界混业模式的布局。据不完全统计,2016 年至 2017 年 7 月以来涉及固废的环保并购金额已超过 400 亿元。其中有企业继续通过并购跨界进入环保邻域,如鞍山第一工程机械 8.2 亿收购尚远环保 91.11% 的股权,变更主营业务为环保;金圆股份通过 1.3 亿收购江西新金叶 58% 的股权进入固废治理行业。对于大型固

废企业来说,通过横向并购是扩张细分领域的快速手段,推进企业走向综合化服务方向,如启迪桑德在再生资源利用回收领域的一系列并购动作,创业集团切入餐厨领域,瀚蓝环境进入危废市场等。此外,2016年以来新三板环保企业的并购参与度空前活跃,有多达11个被并购的案例一方为新三板挂牌企业。总体来说,在固废处理处置领域,并购由拓展市场、扩大运营规模的横向并购逐渐转变为基于行业价值链构建和补全的并购整合。

2016年以来,在固废领域,多个海外标的被国内固废巨头纳入囊中,如北控14.4亿欧元收购EEW,光大国际1.23亿元收购波兰固废处理公司NOVAGO,中节能买入葡萄牙固废公司38.5%股权、天翔环境及多家知名投资机构共同完成了对德国欧绿保的股权投资等。海外并购的目标国多为发达国家,但也有部分买家的目光开始转向发展中国家市场,如"锦江环境"在2017年4月17日宣布在印度成功收购首个垃圾处理项目——勒克瑙市项目。

## 1.6 环卫监管

目前,生活垃圾处置监管工作有政府监管机构直接监管和委托第三方机构监管两种模式。政府监管机构直接监管属于传统的业务模式,也是目前最主要的模式,比如广州、南京、青岛、威海等城市。最近几年,已经有多座城市开展生活垃圾处置设施第三方监管业务,比如上海、湛江、苏州等城市,政府主管部门通过公开招标方式,筛选出有能力的专业公司,对生活垃圾焚烧厂等大型生活垃圾处置设施实施监管。监管内容包括安全生产、运行制度、环境监测等内容,全方位、全流程参与生活垃圾处置设施的运行,对运营单位起到了很好的监督作用。委托专业机构开展第三方监测工作可将政府各部门的监管职责重心,从具体生产运行监管等技术型工作转移到监管政策制定和监督实施等管理型工作上,可充分发挥市场主体的主动性和专业性,能够提高社会效率和监管水平,有助于提高各类生活垃圾处置设施的运行质量。

但是,目前国内生活垃圾处理监管工作的发展还面临许多问题,首先是国家和行业以及各省市级层面尚未出台相关的监管法规,缺少统一的、系统的、全面的监督管理办法,使得对生活垃圾处置的实际监督管理中,常常感觉"无法可依",缺少有力的抓手,与当前生态文明法制建设要求存在差距;其次是城市生活垃圾处置设施监管机构权责不清,城管、环保、安监、财政、税务、公安等部门均对生活垃圾处置实施的安全生产和污染物达标排放负有监督管理职责,但是由于没有专门的监督管理法规明确授权,各单位均只是根据自己的理解对所在领域实施监管,导致生活垃圾收集、中转、处理、处置和污染物排放产业链中可能出现监管缺失现象;再者是部分城市生活垃圾处置监管力量薄弱,在实际监管过程中发现,监管机构在组织架构、人员配置、技术能力、监管权威等方面均比较薄弱,大大落后于当前垃圾焚烧设施建设和运行的要求。

## 1.7 趋势与展望

### 1.7.1 垃圾焚烧增量市场竞争激烈,升级改造存量市场成为新蓝海

随着垃圾焚烧市场的不断成熟,焚烧市场下沉分散,行业进入跑马圈地阶段。城市特别是相对发达城市的垃圾焚烧项目已颇具规模,焚烧市场空间逐步趋窄,区域竞争日趋激烈。相对于垃圾焚烧新建项目,存量项目的升级改造是一块更具潜力的市场。

《生活垃圾焚烧污染控制标准》(GB 18485—2014)提出了接近欧盟 2000 的烟气排放标准,并规定自 2016 年 1 月 1 日起,存量项目全部执行相关要求。住房城乡建设部等部门《关于进一步加强城市生活垃圾焚烧处理工作的意见》提出了集中开展整治工作的要求,结合生活垃圾处理设施的考核评价工作,对现有垃圾焚烧厂的技术工艺、设施设备、运行管理等集中开展专项整治。因此,对存量项目进行技改、使其达到高标准运营的需求不断提升。早期建设的生活垃圾焚烧处理设施通过提升改造,能够达到新的建设和运行标准,并提升处理能力、设施可用率和能源利用率。国内外都有很多成功的案例。对存量项目进行升级改造需要企业具备工程设计和运营调试等多方面的综合经验,因此具有更高的门槛,从而使该类项目能够维持较高的补贴价格和盈利水平。参考"十二五"期间火电脱硫提标改造的过程案例,可以预见垃圾焚烧行业也将迎来大规模提标技改的市场空间。

设施的改造是一项投入大、施工复杂的系统工程,需要对工艺的可行性、施工方案、技术经济性、改造期间对垃圾处理的影响、改造投入的资金如何取得回报等进行详细论证和规划。经济上可行是项目成功改造的必要条件。处理费价格和特许经营期的调整是确保项目经济可行的关键因素。

### 1.7.2 垃圾分类持续全面深入推进,第三方购买服务逐步铺开

《生活垃圾分类制度实施方案》(国办发[2017]26 号)(后简称《方案》),明确要求 2020 年底前,在 46 个重点城市的城区范围内先行实施生活垃圾强制分类,同时规定生活垃圾回收利用率达到 35%以上,预计实际跟进和推进垃圾分类工作的城市和地区将远远超过 46 个。到目前为止,明确强制分类管理办法的城市还不足《方案》要求的一半,接下来还有大批城市或省份积极推进生活垃圾强制分类工作。在工作深度方面,也会在原来的基础上,进一步纵深推进实施,将会形成更多的特色分类模式。目前生活垃圾分类基础设施设备的配备主要还是集中在源头分类投放设施上,终端的分类处置设施尚未配套完善,预计接下来会全面推进与垃圾分类相匹配的终端处理设施建设工作,包括回收利用网点、厨余垃圾集中处理设施和分散就地处理设备等。同时,建立与生活垃圾分类、回收利用和无害化处理等相衔接的收转运体系。

根据中国政府采购网的中标公告,2016 年 1 月至 2017 年 8 月,垃圾分类第三方服务购买项目有 58 项,中标金额约 2.49 亿元,主要购买方向为垃圾分类第三方考核、日常指

导。其中,北京采购项目数量和金额最高,其次为深圳、宁波、杭州、东莞等城市;合肥市虽然只有 1 个项目(包河区城市生活垃圾分类收集处置和资源化利用运行服务),但因为将分类收运处理打包,项目金额过亿,也成为目前史上金额最大的与垃圾分类相关的购买服务项目。

垃圾分类第三方服务被认为可有利于解决各地普遍存在的责任分散效应(旁观者效应)、搭便车效应、邻避效应等问题。但目前推广垃圾分类第三方治理服务,仍然还遭遇重重阻力与制约,需进一步完善相关法律政策、整合管理机构和形成全程综合多元评价监督机制,才能发挥第三方购买服务的优势与作用。

### 1.7.3　厨余垃圾处理刚需开始显现,设施能力有望迅速提升

餐厨垃圾包括餐饮垃圾、厨余垃圾和菜场垃圾,国内目前所说的餐厨垃圾处理主要还是指餐饮垃圾的处理和资源化。已建、在建的餐厨垃圾集中处理设施,绝大多数以餐饮垃圾为处理对象。随着生活垃圾分类的全面与深入推进,越来越多的厨余垃圾、菜场垃圾被分出来,产量甚至远超餐饮垃圾。当前,多地厨余垃圾处理厂将开工建设,同时许多餐饮垃圾处理设施在设计时也已经开始兼顾厨余垃圾的处理,如上海市市容环卫"十三五"规划中提出,到 2020 年,餐厨垃圾资源化利用能力达到 7 000 吨/天,其中厨余垃圾、菜场垃圾能力约为 5 000 吨/天;南京市规划 2020 年总厨余垃圾处理规模达到 1 800 吨/天,餐饮垃圾规划总处理规模达到 800 吨/天;广州市李坑垃圾焚烧厂已经筹建一座垃圾综合处理厂,专门处理厨余垃圾,规模为 1 000 吨/天。随着生活垃圾分类的顺利推进,未来厨余垃圾集中处理规模甚至有望超过餐饮垃圾,但是目前国内厨余垃圾稳定运行案例非常少,因此稳定高效的厨余垃圾资源化利用化技术有待进一步挖掘。

### 1.7.4　环卫服务市场争夺愈发激烈,服务内容有所延伸

目前,环卫服务领域还处于向机械化、一体化及 PPP 化发展推进的初级阶段,整个市场可谓还是一片蓝海。随着"大环卫"概念逐渐兴起,整个市场也逐步融入环保领域,将获得越来越多的关注,在需求和政策推动下,围绕这块市场已经拉开了争夺战,未来市场的争夺也将愈发激烈。大型环保企业诸如北控环境、盛运环保、杭州锦江和中国天楹等已经介入,目前龙头启迪桑德定增 45.89 亿元也将主要用于继续加强环卫一体化平台建设、加大环卫装备以及固废处置相关领域的投资力度。毫无疑问,将会有越来越多的企业和资本开始涌入,它们希望在环卫市场化这一轮改革的浪潮中抢占先机。

从引入"PPP 模式"的环卫市场发展来看,目前环卫行业服务已从"街道清扫阶段"转而向"环卫一体化承包企业阶段"发展,并最终定位于"城乡环境运营商阶段"。从 2016 年、2017 年新签订的环卫一体化项目来看,道路清扫、城市保洁、公厕运营、垃圾收运等多环节捆绑打包进入 PPP 项目服务内容开始出现。一些环卫一体化项目甚至还超出一般环卫服务企业的业务范畴。此外,基于环卫一体化项目拓宽固废处置全产业链领域业务规模,被认为对于打造环保资产整合平台有巨大的促进作用。因此,未来环卫服务内容可

想象的空间巨大。

### 1.7.5 建筑垃圾综合利用加速推进,资源化路径尚需突破

建筑垃圾指新建、改建、扩建和拆除各类建筑物、构筑物等以及装修房屋过程中所产生的弃土、弃料及其他废弃物,包括新建工程建筑垃圾、装修垃圾、拆房垃圾、工程泥浆、工程渣土五类。2015 年,我国建筑垃圾产生量超过 15 亿吨。从全国范围来看,北京、深圳、河南、江苏规模化处置建筑工程垃圾的资源化利用生产线,主要针对废弃混凝土、路面砖等成分单一、强度较高的建筑垃圾,主要技术是破碎成各种粒径的再生骨料,尚无针对混杂装修垃圾、拆房垃圾的成熟技术和运行项目。随着城市综合整治的推进和末端出路的缺口增加,当前建筑垃圾尤其是装修垃圾、拆房垃圾以托底消纳为主,资源化路径不明,再生产品的研发及应用技术基本空白,综合利用技术标准体系不完善,急需形成适合我国城市建筑垃圾处置的资源化集成装备系统和示范工程。

### 1.7.6 综合园区理念逐步形成共识,多个城市积极推进规划建设

由于生活垃圾处理设施选址难度加大,多种类型垃圾处理设施建在一个综合园区内(也称之为"环境园""静脉园区")成为城市处理设施布局的重大选择,该种布局方式便于废物多级调度、污染综合控制、能源集成利用,同时有利于减少垃圾处理用地总量和被影响的设施周边居民数量和土地面积,降低垃圾处理设施建设、规划压力、环评压力、征地压力、迁赔压力及运行期间的群体性事件隐患,保障、稳定垃圾处理设施建设和运行的社会环境。综合园区建设在国家政策层面得到支持,《住房城乡建设部等部门关于进一步加强城市生活垃圾焚烧处理工作的意见》提出"积极开展静脉产业园区、循环经济产业园区、静脉特色小镇等建设,统筹生活垃圾、建筑垃圾、餐厨垃圾等不同类型垃圾处理,形成一体化项目群,降低选址难度和建设投入。"在我国规划较早并较为成熟的典型固废综合园区有杭州天子岭静脉产业园区、上海老港固废综合基地、青岛市小涧西生活垃圾处理园区等,形成了一定的设施布局和产业规模。此外,还有四川德阳、湖北武汉、山西晋中、河南洛阳等城市都在积极推进固废园区的规划和建设。由于固废综合园区内的设施数量多、类型多元、规模效应明显,一旦入驻可能产生打包效应和先入为主效应,也成为企业青睐和争相竞争的"香饽饽"。

### 1.7.7 农村垃圾治理任务依然艰巨,未来将有较大发展空间

2016 年,全国农村生活垃圾处理率达到 60% 左右,较前些年有较大幅度提高。但与2014 年住房和城乡建设部提出用 5 年时间实现农村生活垃圾处理率达到 90% 目标还有一定差距。同时城乡垃圾乱排乱放、工业污染向农村转移、"垃圾山""垃圾围村"等现象未得到完全遏制,生活垃圾治理依然是农村环境改善的一个短板。随着国家政策和支持力度进一步推进,未来几年,农村垃圾治理将获得较大发展空间。住房城乡建设部会同环保部、水利部等 13 个部门编制完成了《全国改善农村人居环境"十三五"规划》,同时会同相

关部门成立了垃圾治理工作部际联席会议制度,指导各地开展村庄整治,推进生活垃圾治理和污水处理工作。农业部围绕解决农村环境脏乱差等突出问题,会同有关部门出台了《关于推进农业废弃物资源化利用试点方案》等文件。2017年中央一号文件发布,明确提出要推进农村生活垃圾治理专项行动,要求"推进农村生活垃圾治理专项行动,促进垃圾分类和资源化利用,选择适宜模式开展农村生活污水治理,加大力度支持农村环境集中连片综合治理和改厕,开展城乡垃圾乱排乱放集中排查整治行动"。

2017年已过去,中国整个市容环境卫生总体继续朝着越来越好的方向发展。未来随着环保理念和高标准环境卫生质量内在要求的进一步驱动,加上中央和地方环保监管的常态化、严格化,中国城市、县城和村镇的环境卫生质量必然会再上一个台阶。对于环卫市场各领域参与者来说,未来的规模效应、品牌效应和衍生产业链运营能力的要求也将越来越高。

# 第 2 章

# 环 卫 车 辆

随着我国城市现代化建设和乡镇城市化进程明显加快,市民环境保护意识的增强催生了国家和地方的环保政策不断出台,促进了环卫车市场的快速发展。落后的环卫车辆逐步淘汰,环保、高效、节能的垃圾车、保洁车成为城市环卫工作的理想设备,也是国家专用汽车规划重点发展方向之一。2016 年起,在"国五"标准供给侧改革等政策刺激下,环卫车辆向环保节能方向继续快速迈进。

## 2.1 形势与政策

### 2.1.1 车辆污染排放控制升级

为进一步加大机动车污染防治力度,持续改善环境空气质量,2016 年 1 月 14 日,环保部和工信部发布《关于实施第五阶段排放标准的公告》(2016 年第 4 号),要求自 2017年 7 月 1 日起,所有制造、进口、销售和注册登记的重型柴油车(客车和公交、环卫、邮政用途),须符合"国五"标准要求。北京市、天津市、河北省、辽宁省、上海市、江苏省、浙江省、福建省、山东省、广东省和海南省等 11 个城市于 2016 年 4 月前率先启动环卫车"国五"标准,至 2017 年 7 月 1 日,全国制造、进口、销售和注册登记的环卫车辆已全部达到"国五"标准,环保控制进一步升级。

### 2.1.2 "供给侧"改革刺激环卫车产业结构转型

2015 年,中央经济工作会议提出了"去产能、去库存、去杠杆、降成本、补短板"五大任务,这五大任务对应着当前最为突出的结构性矛盾和问题,从供给侧入手开展改革。对于环卫车行业,在供给侧改革等政策环境的刺激下,正面临前所未有的挑战,低端制造已经不能适应目前国内经济发展的需求,向中高端、节能环保迈进是大势所趋。自 2016 年起,从政府层面来说,以工信部为例,第一,通过提高对专用车企业准入的门槛;第二,建立退出机制,对质量达不到要求的企业实行退出机制,这将使得有些专用车企业被兼并重组;

第三,通过政府采购机制,采购节能、环保的环卫车来促进供给侧改革。截至 2017 年 7 月底,国家工信部一共发布了 7 批《新能源汽车推广应用推荐车型目录》(见表 2-1),其中关于环卫车辆的推荐车型共有 84 款。在政府的"供给侧"改革政策刺激下,部分城市采购新能源车数量呈井喷式增加。以北京为例,截至 2017 年 4 月,共采购 791 辆纯电动环卫车,新能源化已达 45%。从企业层面来说,2016 年,东风、程力等大型环卫车生产企业运用新技术、发展新业态、创新商业模式,发挥资产、人才、市场等资本生产要素的有效配置,全面提高了企业经济效益。

表 2-1　工信部《新能源汽车推广应用推荐车型目录》中关于环卫车辆的推荐车型

| 序号 | 批次 | 数量 | 车　型 |
|---|---|---|---|
| 1 | 2016 年第四批 | 49 款 | 各式垃圾车 29 款;清扫车 14 款;洒水车 3 款;吸粪车 1 款;吸尘车 1 款;抑尘车 1 款。 |
| 2 | 2016 年第五批 | 6 款 | 垃圾车 5 款;清扫车 1 款。 |
| 3 | 2017 年第二批 | 5 款 | 垃圾车 3 款;清扫车 2 款。 |
| 4 | 2017 年第三批 | 2 款 | 垃圾车 1 款;清扫车 1 款。 |
| 5 | 2017 年第四批 | 14 款 | 垃圾车 12 款;清扫车 2 款。 |
| 6 | 2017 年第五批 | 5 款 | 垃圾车 5 款。 |
| 7 | 2017 年第六批 | 3 款 | 垃圾车 1 款;清扫车 1 款;除雪车 1 款。 |
| 8 | 2017 年第七批 | 11 款 | 垃圾车 6 款;清扫车 4 款;洒水车 1 款。 |

注:起止时间为 2016 年至 2017 年 9 月底

### 2.1.3　环卫车标准体系进一步完善

2016 年至 2017 年 8 月底,多项涉及环卫车的标准发布实施(见表 2-2),如城镇建设行业产品标准《压缩式垃圾车》(CJ/T127—2016)、《垃圾专用集装箱》(CJ/T496—2016),汽车行业标准《纯电动城市环卫车技术条件》(QC/T 1087—2017),环卫车标准体系进一步完善。

表 2-2　环卫车相关标准(2016—2017 年发布)

| 序号 | 标准名称 | 发布来源 | 发布时间 |
|---|---|---|---|
| 1 | 《垃圾专用集装箱》CJ/T496—2016) | 住房和城乡建设部 | 2016 年 8 月 8 日 |
| 2 | 《压缩式垃圾车》(CJ/T127—2016) | 住房和城乡建设部 | 2016 年 8 月 8 日 |
| 3 | 《纯电动城市环卫车技术条件》(QC/T 1087—2017) | 工信部 | 2017 年 1 月 23 日 |

### 2.1.4　各类环卫车新技术不断取得突破

各类新技术正不断取得突破,为环卫车行业带来新机遇。从新能源技术上,动力电池、电控系统、快速充电、智能电网、发动机热管理等关键技术的应用,为新能源环卫车的应用进一步提升了支持力度;新信息技术上,互联网、大数据与云计算技术为环卫车智能化应用提供了拓展空间,新材料研发应用上,铝镁合金、钢化车身、碳纤维等快速普及以及混合材料车身连接、大批量生产制造等技术进一步提升了环卫车的质量水平。据不完全统计,2016 年 1 月至 2017 年 8 月间,全国获得授权环卫车专利 128 项(见表 2-3)。

表 2-3　全国环卫车授权专利情况

| 序号 | 专利主题 | 个数 | 主要内容说明 |
| --- | --- | --- | --- |
| 1 | 环卫车辆结构的设计、改进 | 50 | 包括清扫车的毛刷、转盘,环卫车的底盘、气缸、垃圾斗等 |
| 2 | 环卫车辆功能的设计、改进 | 31 | 包括空气循环、污水净化、垃圾预处理等多功能环卫车辆 |
| 3 | 环卫车辆的动力方面 | 25 | 主要集中在车辆的电能、太阳能、混合动力等新能源动力系统开发方面 |
| 4 | 环卫车辆的控制系统 | 11 | 包括驱动控制、总线控制、语音报警、安全监控等方面 |
| 5 | 环卫车辆的材料、外形 | 7 | 主要包括环卫车辆的外形设计、颜色等 |
| 6 | 其他 | 4 | 包括特殊地区的环卫车辆开发,如用于刮小广告的小型电动环卫车、落叶收集粉碎装置、环卫宣传车等 |

注:起止时间为 2016 年至 2017 年 8 月底

### 2.1.5　全国环卫车辆总量继续增长

2016 年,全国环卫车辆总量继续稳步增加,达 193 942 辆(见图 2-1),较 2015 年增加了 28 217 辆,增幅为 17.0%。2016 年,全国道路机械化清扫工作进一步推进,机械化清扫保洁面积达 474 581 万平方米(见图 2-2),机械化清扫率达 59.7%。

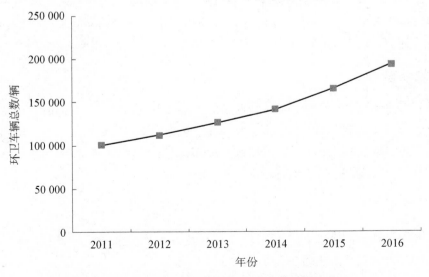

图 2-1　2011—2016 年全国环卫车辆总量变化

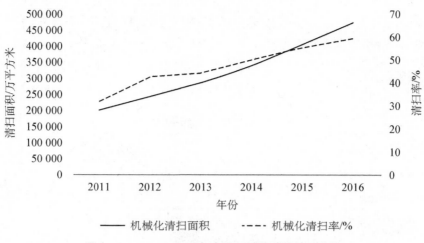

图2-2 2011—2016年全国机械化清扫情况变化

## 2.2 市场分析

近年来,由于政策利好,车厢可卸式垃圾车、压缩式垃圾车、扫路车等车型将快速增长;洒水车、清洗车等车型市场规模波动式增长。从月度销量趋势来看,环卫车市场销量在2016年3月份有较大幅度的增长,其中洒水车、清扫车、洗扫车、扫路车等销量4 260辆,同比提升102.2%,垃圾车销量4 105辆,同比提升143.8%。主要受"从2016年4月1日起,东部11省市所有进口、销售和注册登记的轻型汽油车、轻型柴油客车、重型柴油车(仅公交、环卫、邮政用途),须符合国Ⅴ标准要求"影响,刺激作业车市场提前消费,从而导致其3月份销量大幅提升。进入下半年,环卫车市场涨势更为明显,尤其是11~12月份,其增幅在40%以上,其中垃圾车销量9 232辆,同比提升56.4%,洒水车、清扫车、洗扫车、扫路车销量7 421辆,同比提升44.6%。

### 2.2.1 垃圾车

如图2-3所示,2011—2016年,垃圾车的产量增长了3.5倍。2016年,车厢可卸式垃圾车产量为17 727辆,自卸式垃圾车为12 247辆,压缩式垃圾车为13 017辆,自装卸式垃圾车为4 496辆。从统计数据看,垃圾车呈轻型化的态势,主要是便于进入小区作业。2016年车厢可卸式垃圾车市场份额如图2-4所示。

### 2.2.2 洒水车

2011年至2016年,洒水车产量呈波动式变化。2016年产量为12 141辆,是最高峰产量(2013年)时的63%,如图2-5所示。

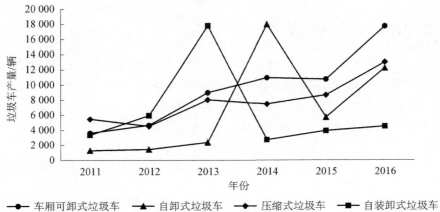

图 2–3 2016 年垃圾车产量情况

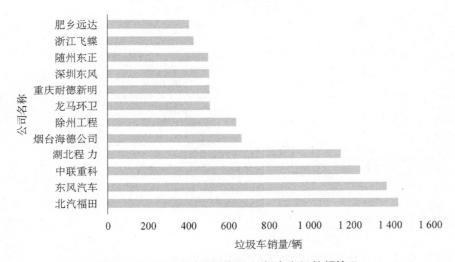

图 2–4 2016 年车厢可卸式垃圾车市场份额情况

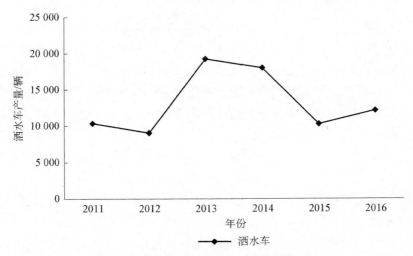

图 2–5 2011—2016 年洒水车产量情况

### 2.2.3　洗扫车、扫路车、清洗车

　　2011 年至 2016 年,洗扫车、扫路车、清洗车数量呈波动式增长。其中,洗扫车历年浮动增长率在 -7% ~ 98% 范围内,清洗车历年浮动增长率在 -3% ~ 60% 范围内,扫路车历年浮动增长率在 -17% ~ 75% 范围内。2016 年,全国洗扫车产量为 6 505 辆,扫路车产量为 4 529 辆,清洗车产量为 6 227 辆,如图 2-6 所示。

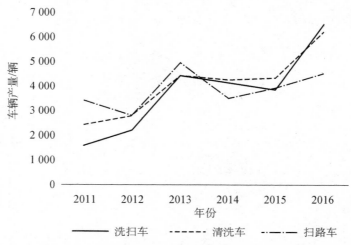

图 2-6　2011—2016 年洗扫车、清洗车和扫路车产量情况

## 2.3　发展趋势

### 2.3.1　市场预测

　　至 2020 年,随着城市建成区的不断外延以及城市群落的形成,我国常住人口城镇化率达到 60%,逐步形成 20 个城市群。城市环境卫生容貌标准的进一步提高,以及人们对城市生活环境质量要求的不断提高,将直接刺激环卫车辆的需求大幅提升,该市场的发展前景十分广阔。另外,由于大气污染防治及各类政策对机械化清扫率的要求增加,四五线城市及农村市场需求、城市规范和管理标准提高等原因,根据本报告预测,2017 年全国环卫车的需求量将在 3.2 万辆左右。

### 2.3.2　环卫车辆智能化

　　当前,新技术实现革命性突破,新业态快速兴起(电子商务、云计算、大数据、互联网、物联网、新能源汽车),新商业模式方兴未艾,环卫车企业要紧紧抓住"三新"机遇,加快推动专用车制造向智能制造突破,运用新技术、发展新业态、创新商业模式,实现从低端向高

端转、产品从初粗产品向终端消费产品转、生产方式从粗放高耗能向绿色低碳循环转,质量效益从低效向高效转。我国环卫车产业发展起步较晚,需要国内厂家积极投入科研力量,通过与国外开展技术交流,加快核心技术国产化研究,使我国环卫车辆早日实现国产化、智能化、自动化。

### 2.3.3　环卫车辆轻量化

由于环保和节能的需要,汽车的轻量化已经成为世界汽车发展的潮流,环卫车一方面由于体型庞大、油耗高,另一方面部分洒水车、清扫车、垃圾车需要出入道路狭窄区域,对环卫车轻量化的改进需求和改进空间增大。

环卫车轻量化技术是设计、材料、制造等多种技术的集成应用,例如轻量化材料制备技术、轻量化制备技术以及结构优化设计。轻量化材料制备技术包括高强度钢、铝合金、镁合金、工程塑料、复合材料的研发使用。轻量化制备技术包括激光拼焊技术、内高压成型技术、超高强度钢热成型技术等。结构优化设计技术包括强度设计、拓扑优化设计、集成化设计、可持续性设计等。

### 2.3.4　人才队伍配置高素质化

根据《中国制造 2025》的发展趋势和要求,环卫车生产企业应尽早培养适应智能制造的高端人才。未来的环卫车生产车间将采用机器人的生产线或将形成“技术人员＋普通作业员”的标配,特别对掌握机器人技术的人才需求将越来越大。企业需聚焦环卫车生产的人才队伍建设,人才来源要遵循优选化、人才培养要深度专业化、人才储备要突出前瞻化,提高制造能力和水平,才能做到紧跟国家智能制造的步伐,实现从速度效益型转为技术、质量、管理效益型,把“做精、做专、做优”作为企业努力的方向。

# 第 3 章

# 垃 圾 分 类

  2000 年 6 月,北京、上海、南京、杭州等 8 座城市被确定为全国垃圾分类收集试点城市,正式拉开我国推进垃圾分类的序幕。此后十几年,我国垃圾分类经过不断的摸索,道路有过曲折,但推进的必要性已十分明确。基于行业压力的客观要求、国家层面的高度重视,目前全国范围内垃圾分类工作呈现自上而下、循序渐进、贯彻执行的状态。2016 年 12 月 21 日下午,习近平总书记主持召开了中央财经领导小组第十四次会议,在听取了"浙江省关于普遍推行垃圾分类制度"的报告后,提出"普遍推行垃圾分类制度,关系 13 亿多人生活环境改善,关系垃圾能不能减量化、资源化、无害化处理,要加快建立分类投放、分类收集、分类运输、分类处理的垃圾处理系统,形成以法治为基础、政府推动、全民参与、城乡统筹、因地制宜的垃圾分类制度,努力提高垃圾分类制度覆盖范围"。

## 3.1 形势与政策

### 3.1.1 国家层面连续发文,明确垃圾分类工作要求

  2016 年以来,国家对垃圾分类的要求越来越明确:在工作思路方面,要求生活垃圾网络与再生资源回收网络两网融合;在分类方法方面,要求有害垃圾必须分类,鼓励湿垃圾和可回收物分类;在分类区域方面,要求直辖市、省会城市、计划单列市和第一批生活垃圾分类示范城市(区)等 46 个城市的城区范围内的公共机构和相关企业强制分类,引导居民自觉开展生活垃圾分类,开展农村垃圾分类示范;在时间节点方面,2017 年 46 个城市制定强制分类方案,2020 年完成考核指标。2016 年以来垃圾分类相关政策如表 3 - 1 所示。

表 3 - 1　2016 年以来垃圾分类相关政策

| 政 策 名 称 | 关键词 |
|---|---|
| (1)《关于推进再生资源回收行业转型升级的意见》商流通函〔2016〕206 号<br>(2)《循环发展引领计划》(2017 年 5 月印发) | 两网融合 |
| (1)《"十三五"全国城镇生活垃圾无害化处理设施建设规划》发改环资〔2016〕2851 号 | 明确垃圾分类目标与指标 |
| (1)《国务院办公厅关于转发国家发展改革委住房城乡建设部生活垃圾分类制度实施方案的通知》(国办发〔2017〕26 号)<br>(2)《关于推进党政机关等公共机构生活垃圾分类工作的通知》国管节能〔2017〕180 号<br>(3)《关于在医疗机构推进生活垃圾分类管理的通知》(征求意见稿) | 公共机构强制分类;<br>制定具体实施计划 |
| (1)《住房城乡建设部关于推广金华市农村生活垃圾分类和资源化利用经验的通知》建村函〔2016〕297 号 | 农村垃圾分类 |

## 3.1.2　各省市纷纷出台举措,贯彻落实垃圾分类具体工作

据不完全统计,截至 2017 年 6 月,已有 22 个省、市制定了垃圾分类相关政策法规或规范性文件,其中超过三分之二在 2016 年及之后出台或修订(见表 3 - 2);17 个省/市制定了垃圾分类工作实施方案,逐步将垃圾分类工作落到实处。

表 3 - 2　部分省/市垃圾分类相关政策或实施方案

| 序号 | 省/市 | 已制定/出台的相关政策法规 | 已制定的实施方案 |
|---|---|---|---|
| 1 | 北京市 | 《北京市生活垃圾管理条例》,2011.11<br>《北京市城镇地区生活垃圾分类达标考核暂行办法》(京政容发〔2010〕131 号),2010.12 | / |
| 2 | 上海市 | 《上海市促进生活垃圾分类减量办法》,2014.2 | 《上海市单位生活垃圾强制分类实施方案》,2017.3 |
| 3 | 广东省深圳市 | 《深圳市生活垃圾分类和减量管理办法》2015.8<br>《深圳市住宅区(城中村)生活垃圾分类设施设置及管理要求》,2017.5<br>《深圳市生活垃圾分类管理要求》,2017.6 | 《深圳市生活垃圾强制分类工作方案》,2017.5 |
| 4 | 广东省广州市 | 《广州市生活垃圾分类管理规定》(广州市人民政府令第 124 号)2015.6 | 《广州市固体废弃物处理工作办公室关于印发广州市生活垃圾强制分类制度方案的通知》,2017.3<br>《广州市深化生活垃圾分类工作实施方案(2017—2020 年)》,2017.3 |
| 5 | 福建省厦门市 | 《厦门市生活垃圾分类和减量管理办法(试行)》,2016.4 | 《厦门市生活垃圾分类和减量工作方案》,2016.4 |

(续表)

| 序号 | 省/市 | 已制定/出台的相关政策法规 | 已制定的实施方案 |
|---|---|---|---|
| 6 | 福建省福州市 | / | 《福州市生活垃圾分类试点工作实施方案的通知》(榕政办〔2017〕120号),2017.4 |
| 7 | 贵州省贵阳市 | / | 《贵阳市生活垃圾分类试点工作实施方案》,已印发 |
| 8 | 海南省海口市 | / | 《海口市垃圾分类源头减量试点工作实施方案》,2014 |
| 9 | 海南省三亚市 | / | 《三亚市生活垃圾分类收集和处理实施方案》(三府办〔2008〕232号),2008 |
| 10 | 湖北省宜昌市 | 《宜昌市人民政府办公室关于全面开展生活垃圾分类工作的通知》(宜府办发〔2016〕9号),2016 | / |
| 11 | 湖南省长沙市 | 《长沙市城区生活垃圾分类试点收集容器规范(试行)》,2016.12 | 《长沙市2016年城区生活垃圾分类试点工作方案》,2016 |
| 12 | 江苏省南京市 | 《2017年南京市垃圾分类工作管理考核办法》,已制定 | 《南京市城乡生活垃圾分类和治理专项行动实施方案》,已印发《2017南京市垃圾分类工作重点任务》,已制定 |
| 13 | 江苏省苏州市 | 《苏州市生活垃圾分类促进办法》,已制定 | 《2017年苏州市生活垃圾分类处置工作行动方案》,已印发《苏州市生活垃圾强制分类制度实施方案》2017.6 |
| 14 | 辽宁省沈阳市 | 《沈阳市生活垃圾管理条例》,2016.7 | 《沈阳市生活垃圾分类收集处置工作实施方案》,2014 |
| 15 | 宁夏回族自治区 | 《宁夏回族自治区再生资源资源回收利用体系建设专项资金使用管理暂行办法》,已印发;《关于促进宁夏再生资源回收体系建设的发展意见》,已印发;《银川市城市生活垃圾分类管理条例》,2017.1 | 《全区住房城乡建设领域"蓝天碧水·绿色城乡"专项行动实施方案》,已印发;《垃圾分类收集处理示范城市建设实施方案》,已制定 |
| 16 | 天津市 | / | 《关于开展生活垃圾分类制度的工作计划》,2017.5 |
| 17 | 云南省 | / | 《关于推进城镇生活垃圾分类处理的实施意见》,已出台 |

(续表)

| 序号 | 省/市 | 已制定/出台的相关政策法规 | 已制定的实施方案 |
|---|---|---|---|
| 18 | 云南省昆明市 | / | 《昆明市人民政府关于进一步加强城乡生活垃圾分类收运处置工作的实施方案》(昆政办〔2012〕14 号),2012<br>《昆明市城乡生活垃圾分类工作实施方案》(昆政办〔2017〕59 号),2017.5 |
| 19 | 浙江省 | 《浙江省城镇生活垃圾分类管理办法》,2015年颁布、2017年立入年度立法计划 | 《浙江省城镇生活垃圾分类实施方案(2017—2020)》,已制定 |
| 20 | 浙江省杭州市 | 《杭州市生活垃圾管理条例》(杭州市第十二届人民代表大会常务委员会公告第 48 号),2015.8 | / |
| 21 | 浙江省宁波市 | 《宁波市生活垃圾分类物资管理暂行规定》2016.4 | 《宁波市生活垃圾分类处理与循环利用工作实施方案(2013—2017 年)》 |
| 22 | 重庆市 | 《重庆市餐厨垃圾管理办法》(渝府令第 226 号),2009<br>《重庆市生活垃圾分类设施设置及标识导则》,2015 | 《重庆市主城区生活垃圾分类试点工作方案》(渝市政委〔2014〕125 号),2014 |

### 3.1.3　分类方法逐渐统一,四分类成为主流

目前,国内城市垃圾分类多数都采取四分类。以表 3-3 为例,统计的 17 座城市中有 10 座城市采用四分类、3 座城市三分类、3 座城市干湿两分类。其中,目前已将有害垃圾单独分类的城市有 12 座,将可回收物(资源垃圾)单独分类的城市有 13 座,将湿垃圾(厨余垃圾)单独分类的城市有 16 座,采用干垃圾(其他垃圾)、湿垃圾(厨余垃圾)、可回收物、有害垃圾分类方法的城市有 9 座。

表 3-3　国内部分城市垃圾分类方法

| 序号 | 城市 | 分 类 类 别 |
|---|---|---|
| 1 | 北京市 | 三分类:可回收物、厨余垃圾、其他垃圾 |
| 2 | 上海市 | 四分类:干垃圾、湿垃圾、可回收物、有害垃圾 |
| 3 | 深圳市 | 四分类:有害垃圾、可回收物、大件垃圾、废旧织物 |
| 4 | 广东省广州市 | 四分类:可回收物、餐厨垃圾、有害垃圾、其他垃圾 |
| 5 | 广西壮族自治区南宁市 | 三分类:可回收物、厨余垃圾、其他垃圾 |
| 6 | 湖北省武汉市 | 三分类:干垃圾、湿垃圾、有害垃圾 |
| 7 | 湖南省长沙市 | 四分类:厨余垃圾、其他垃圾、可回收物、有害垃圾 |
| 8 | 吉林省长春市 | 干湿分类 |

(续表)

| 序号 | 城市 | 分 类 类 别 |
|------|------|-------------|
| 9 | 江苏省苏州市 | 七类：易腐垃圾、可回收垃圾、园林绿化垃圾、建筑(装修)垃圾、大件垃圾、有害垃圾和其他垃圾 |
| 10 | 宁夏回族自治区银川市 | 四分类：资源垃圾、厨余垃圾、有毒垃圾、一般垃圾 |
| 11 | 青海省西宁市 | 干湿分类 |
| 12 | 山东省济南市 | 四分类：厨余垃圾、可回收物、有害垃圾、其他垃圾 |
| 13 | 山东省青岛市 | 干湿分类 |
| 14 | 山东省泰安市 | 四分类：有害垃圾、餐厨垃圾、可回收物、其他垃圾 |
| 15 | 浙江省杭州市 | 四分类：可回收物、有害垃圾、餐厨垃圾、其他垃圾 |
| 16 | 浙江省宁波市 | 四分类：厨余垃圾、可回收物、有害垃圾、其他垃圾 |
| 17 | 重庆市 | 四分类：可回收垃圾、有害垃圾、易腐垃圾、其他垃圾 |

## 3.1.4 第三方购买服务项目逐渐增多

在垃圾分类推行初期,街道居委会发挥了重要的引导和监督作用。但由于垃圾分类是一项长期的、复杂的社会工程,需要持续的人力、物力投入,委托第三方进行指导服务、监督考核的方式逐步增多。根据中国政府采购网的中标公告,2016 年 1 月至 2017 年 8 月,垃圾分类第三方服务购买项目有 58 项(见表 3-4),中标金额约 2.49 亿元。从服务内容来看,主要购买方向为日常指导和作业服务、垃圾分类第三方监管考核,其中第三方监管考核项目有 6 项。从采购地区来看,北京采购项目数量和金额最高,其次为深圳、宁波、杭州、东莞等城市,合肥市虽然只有 1 个项目(合肥市包河区城市生活垃圾分类收集处置和资源化利用运行服务),但其将分类收运处打包一体化运行,项目金额过亿,也成为目前史上金额最大的与垃圾分类相关的购买服务项目。

表 3-4 部分城市政府第三方购买服务项目

| 地区 | 项目数量/个 | 中标金额/万元 | 地区 | 项目数量/个 | 中标金额/万元 |
|------|------------|--------------|------|------------|--------------|
| 北京市 | 34 | 10 654.75 | 大连市 | 1 | 60.00 |
| 深圳市 | 5 | 548.29 | 长春市 | 1 | 193.45 |
| 宁波市 | 4 | 362.90 | 苏州市 | 1 | 155.74 |
| 杭州市 | 3 | 1 459.90 | 江阴市 | 1 | 506.00 |
| 东莞市 | 3 | 376.77 | 厦门市 | 1 | 33.70 |
| 绍兴市 | 3 | 151.26 | 合计 | 58 | 24 933.11 |
| 合肥市 | 1 | 10 430.35 | | | |

备注：时段为 2016 年 1 月至 2017 年 8 月

## 3.2 垃圾分类特色案例

各省市在垃圾分类工作推进过程中,逐步摸索出了一些典型经验,除了比较典型和熟悉的将再生资源回收利用网络化的"苏州经验"、以"绿色账户"正向激励机制引导垃圾分类的"上海模式"、倡导低价值可回收物回收处理的"广州经验"外,2016 年以来又涌现出了农村生活垃圾分类和资源化利用的"金华模式"、通过信息化管理提高垃圾分类成效的"宁波模式"、通过网络平台和市场化运作提高垃圾回收率的"成都经验"。

### 3.2.1 金华模式

2014 年以来,金华市从本地实际出发,探索出了"两次四分法"的分类方法、"垃圾不落地"的转运方法、阳光堆肥房就地资源化的利用方法以及动员群众、依靠群众的工作方法,形成了财政可承受、农民可接受、面上可推广、长期可持续的农村垃圾分类和资源化利用模式,已在全市域普遍推广。《住房城乡建设部关于推广金华市农村生活垃圾分类和资源化利用经验的通知》(建村函[2016]297 号)提出全国以金华农村垃圾分类为典型示范,进行学习推广。

1) 垃圾收集采取两次四分法,通俗易懂

金华市取消了村内垃圾集中堆放点和垃圾池,实现垃圾从投放到处理全程不落地。农户将家庭生活垃圾分为"会烂的"和"不会烂的"两类,保洁员会对"会烂的"进行纠正,并将"不会烂的"分为"好卖的"和"不好卖的"。金华市指定市供销再生资源有限公司对市场上不予以回收的废旧塑料、玻璃等进行"上门、定时、兜底"回收,费用归保洁员所有。既"不会烂"也"不好卖"的垃圾按"户集村收镇运县处理",经乡镇转运后由县(市、区)统一处理。对于分拣出的会烂垃圾,金华市在农村就近建设太阳能阳光堆肥房进行堆肥。根据行政村人口数量、转运距离等因素,采取"一村一建"或"多村合建"方式,建设标准化的阳光堆肥房。

2) 就地处理采用的阳光堆肥房,经济可行

单村阳光堆肥房建设投资大概在 10~15 万元,如图 3-1 所示。堆肥房屋顶安装透

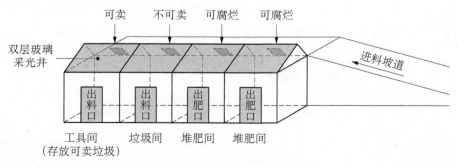

图 3-1 阳光堆肥房结构图

明玻璃,利用自然光提高堆肥温度,使用专利技术对传统发酵处理工艺进行科学改进,引入微生物菌剂,堆肥时间从原先的半年缩短至2个月,配套建设通风和保湿回淋系统,有效去除了苍蝇、臭味等。垃圾堆肥后,由专业公司、农业合作社用于制作有机肥或直接还田增肥。

### 3.2.2　宁波模式

1) 借助世行贷款项目开展垃圾分类

宁波市从2009年启动了垃圾分类工作的前期策划,最终与世界银行开展合作实施世行贷款宁波市城镇生活垃圾收集循环利用示范项目。项目总投资15.26亿元人民币,其中世行贷款8 000万美元。该项目于2013年7月正式启动,项目目标是至2019年底中心城区基本形成分类投放、分类收运、分类处置与循环利用的设施体系,基本形成政府主导、企业运作、全民参与的工作格局,基本形成教育引导、法规约束、绩效激励的管理体系。宁波垃圾分类项目提出到2020年,要实现"分类收集覆盖率75%、资源回收利用率10%、人均生活垃圾处置减少率25%的目标。*[1]

依托世行贷款宁波市城镇生活垃圾收集循环利用示范项目,宁波市积极构建垃圾分类收运处体系,截至2016年9月底,生活垃圾分类居住小区家庭累计推广户数28.09万户,城区生活垃圾分类收集覆盖面达71%;收运处置厨余垃圾29 329吨、有害垃圾28.6吨,回收利用旧衣物402吨、大件垃圾1 408吨,垃圾分类初见成效。

2) 推进垃圾分类信息化管理

(1) 加强垃圾分类与再生资源体系融合,推进废旧衣物、大件垃圾、废玻璃等低值可回收的回收与利用,由市供销社开发再生资源回收APP——"我要换糖",拓展再生资源线上回收空间。

(2) 实施基于成果的激励机制,逐步推行以成果为导向、以社区为对象、以移动互联技术为支撑的可核查、可报告的分类绩效评价体系。即通过拍照评级,核查厨余垃圾分类质量;通过车载计量、处置终端计量等方式分别统计厨余垃圾、可回收物、有害垃圾的收集数量,综合评价分类绩效,据此给予社区经费激励。同时,建立了垃圾分类管理平台,对垃圾分类物资发放、收运车辆信息、厨余垃圾分类质量、垃圾处理设施计量等进行在线统计和监管。此外,通过二维码关联居民家庭、运用大数据分析、云计算等技术,建立居民家庭分类行为和分类质量档案,为实施居民家庭的分类指导和督导提供最直接、最准确的数据支撑。

2016年10月已录入44.96万户居民家庭信息,向10.58万户居民家庭发放了印有二维码的厨余垃圾专用袋;对厨余垃圾进行开袋检查、拍照评级的数量快速增加,2016年

---

＊注:①分类收集覆盖率:指实施分类收集的居民户数占整个建成区居民户数的比例。②资源回收利用率:指生活垃圾中通过分类收集回收利用的可回收物(未考虑源头进入废品回收系统的量)占生活垃圾量的比例。③人均生活垃圾处置量减少率:指经焚烧、填埋处理处置的生活垃圾与常住人口之比相比基期的下降程度。

10 月 1～23 日累计拍照评级 125 122 袋次,相当于每两户居民家庭中就有一户被抽检,抽检比例达到 45%。

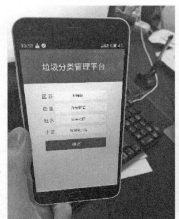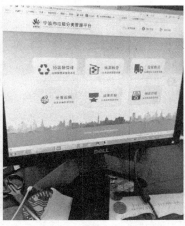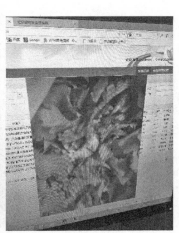

图 3-2　宁波垃圾分类管理平台

### 3.2.3　成都经验

2017 年 4 月 20 日,成都市商务委、成都市城管委局举办了成都楼宇垃圾分类工作,在一批(超)甲级楼宇开展垃圾分类。此次活动以楼宇垃圾分类处理为重点,协同构建全域覆盖的"楼宇垃圾分类废宝网"服务平台,创新设立垃圾分类参与者绿色账户,通过再生资源企业与楼宇企业密切合作,在楼内设立垃圾分类精准指导服务人员,并培育一批集环卫清扫保洁、再生资源回收服务、垃圾分类指导于一体的专业服务队伍,切实实现楼宇垃圾分类回收与再生资源回收两网融合,打造一批绿色环保(超)甲级楼宇。

此前,"绿色地球"在成都采用实名制注册和垃圾分类换积分奖励的方式,推行居民生活垃圾分类,2012 年至 2016 年在全成都覆盖了 584 个小区 20 万户居民家庭,回收 10 520 吨再生资源可回收垃圾。社区居民将分类的垃圾装袋,把社区工作人员提供的二维码贴在垃圾口袋外面,工作人员会定期收集垃圾,通过扫描二维码,就能够详细记录每一家住户提供的垃圾情况,并给予相应的积分。小区内还设有能扫描二维码的可回收物垃圾箱,垃圾箱的下方备注了可回收的物品名(包括塑料制品、废旧金属、纸制品等),方便居民定点投放可回收垃圾。一段时间之后,社区居民可以用积攒的积分兑换生活用品。

另外,2017 年 3 月成立的成都奥北环保科技公司,在成都目前的垃圾分类大形势下,尝试不再依靠政府采购服务,以纯市场化的方式推广垃圾分类。居民在微信上关注奥北环保公众号,公众号上对各类废品都进行了明码标价,除了金属、塑料外,手机、液晶显示器、冰箱、空调等也可以回收。当有废品需要回收时,通过公众号找到家附近的回收点,然后去领取大号环保袋,将可回收物装好后放到回收点,工作人员就会对环保袋进行称重计算,然后将钱打入居民的微信零钱账户。该模式下废品价格基本上和市场价持平,但更加方便,对老人、孕妇等特殊群体还提供上门服务。到 2017 年 7 月全市已有 15 个回收点、1 000 多个用户,并和宜家、伊藤洋华堂等商场以及部分学校建立了合作。

## 3.3 趋势与展望

### 3.3.1 公共机构和相关企业陆续推进强制分类

2017 年 3 月,《生活垃圾分类制度实施方案》(国办发〔2017〕26 号)明确要求,对"直辖市、省会城市、计划单列市和第一批生活垃圾分类示范城市(区)"的公共机构和相关企业实施强制分类,并要求实施生活垃圾强制分类的城市,在 2017 年底前制定强制分类管理办法。随后,《关于推进党政机关等公共机构生活垃圾分类工作的通知》(国管节能〔2017〕180 号)、《关于在医疗机构推进生活垃圾分类管理的通知》(征求意见稿)发布,各公共机构和相关企业强制分类工作正在有序推进中。截至 2017 年 6 月,上海、广州、深圳、苏州等城市已经纷纷出台生活垃圾强制分类实施方案。2017 年 8 月 2 日,上海市城管局执法总队开出上海单位生活垃圾强制分类后的首张责令改正通知书,对未按照要求进行垃圾分类的单位进行行政处罚。此外,上海还计划逐步试点"不分类,不收运"等强制措施,倒逼相关单位实施生活垃圾强制分类。

### 3.3.2 再生资源回收、生活垃圾分类回收的两网融合成为热点

国家出台多项政策,明确要求加强"生活垃圾分类回收"与"再生资源回收"的有效衔接、"探索两网协同发展的新机制",该部分工作将是未来几年的热点,且工作方向至少包括 3 个层面:一是完善生活垃圾统计指标体系,将日常生活产生的废品回收量纳入统计体系;二是提高居民垃圾分类意识,尽可能地提高可回收物的源头分类收集率;三是加强环卫收运体系和再生资源回收体系的市场化衔接,通过环卫收运体系分流低值可回收物、进一步提高资源回收率。

### 3.3.3 湿垃圾(厨余垃圾)配套处理能力建设和技术储备需求迫切

随着垃圾分类的大力推进,湿垃圾(厨余垃圾)的有效分离率将会越来越高,目前国内湿垃圾(厨余垃圾)处理在能力建设和技术储备方面都还有很大的提升空间。近几年餐厨垃圾处理设施建设进度加快,但绝大多数都是针对餐饮垃圾而非居民厨余垃圾。较餐饮垃圾而言,厨余垃圾的品质更难控制,含杂率更高、生料和熟料混杂,处理难度加大,经济性却更差。根据《生活垃圾分类制度实施方案》,试点城市的餐饮垃圾应当属于强制分类范畴,居民厨余垃圾属于引导分类范畴,"十三五"完成后对厨余垃圾的处理思路可能会进一步明确。由此推断,餐饮垃圾处理能力和技术将延续快速发展的态势,而厨余垃圾则可能会在 3~5 年后迎来快速发展期。

### 3.3.4　第三方监管考核方式可能会迅速兴起

目前,第三方购买服务的项目案例越来越多,为保证服务质量,北京、上海等一些城市已经开始尝试采用第三方监管考核,但整体偏少。随着各城市垃圾分类实施方案的推进和政府管理思路的明确,第三方监管考核方式可能会迅速兴起。

# 第 4 章

# 生活垃圾焚烧处理

自 1988 年首座垃圾焚烧设施——深圳市市政环卫综合处理厂建成以来,垃圾焚烧开始在国内落地发芽,然而在发展初期,高昂的投资和运行成本,愈演愈烈的"邻避运动",成为焚烧技术推进必须直面的瓶颈。在此背景下,2010 年,住建部、发改委、环保部三部委出台《生活垃圾处理技术政策》,2011 年 4 月,国务院发布《关于进一步加强城市生活垃圾处理工作意见的通知》,确立了垃圾焚烧的主流地位,垃圾焚烧迎来了高速发展的黄金期,装备技术、标准规范等方面也在不断发展和完善中。2014 修订版的新国标将各类污染物的排放限值均大幅收紧,主要污染物控制指标全面向欧盟 2000 标准看齐,北京、上海、深圳等地制订了更加严格的地方标准,"清洁焚烧"、"蓝色焚烧"等行业理念不断推陈出新。2016 年《关于进一步加强城市生活垃圾焚烧处理工作的意见》发布,要求到 2020 年底,全国设市城市垃圾焚烧处理能力占总处理能力的一半(50%)以上,并全部达到清洁焚烧标准。随着公众要求越来越高、建设运行不断规范,垃圾焚烧行业正不断调整,迎接新的挑战。

## 4.1 形势与政策

### 4.1.1 2016 年度焚烧设施保持高速建设、行业规模持续扩大

由于垃圾产生量、清运量和无害化处理量的不断提升,2016 年度垃圾焚烧设施建设保持高速增长。截止到 2016 年年底,我国(设市城市与县城)共建成生活垃圾焚烧设施 299 座,占无害化设施总量的 14.0%,总焚烧处理能力为 278 202 吨/天,占无害化处理能力的 34.3%;年焚烧处理生活垃圾 7 956.6 万吨,占无害化处理总量的 31.5%。与 2015 年相比,在焚烧设施、焚烧处理能力和焚烧处理量上分别同比增长 16.3%、18.3% 和 21.0%。

按国家发改委、住房和城乡建设部于 2016 年 12 月 31 日印发的《"十三五"全国城镇生活垃圾无害化处理设施建设规划》(发改环资〔2016〕2851 号),到"十三五"期末,规划焚

烧总处理能力达 59.14 万吨/天,"十三五"期间将新增焚烧处理能力达 35.62 万吨/天,焚烧行业规模将持续扩大。

### 4.1.2　焚烧设施建设标准不断提升,推动清洁型、邻利型设施建设

为贯彻落实创新、协调、绿色、开放、共享的发展理念,2016 年中共中央国务院和住房和城乡建设部、国家发改委和环保部等各部委连续出台多项政策标准,推动焚烧设施建设运行标准的不断提升。按照 2015 年 12 月中央城市工作会议和 2016 年 2 月《中共中央国务院关于进一步加强城市规划建设管理工作的若干意见》要求,将垃圾焚烧处理设施建设作为维护公共安全、推进生态文明建设、提高政府治理能力和加强城市规划建设管理工作的重点。

住房和城乡建设部、发改委、国土资源部和环保部四部委于 2016 年 10 月 22 日联合发布《关于进一步加强城市生活垃圾焚烧处理工作的意见》(建城〔2016〕227 号)(以下简称《意见》)。《意见》要求统一认识,明确"十三五"目标和重点工作。《意见》指出,垃圾焚烧处理技术装备日趋成熟,产业链、骨干企业和建设运行管理模式逐步形成,已成为城市生活垃圾处理的重要方式,各地要充分认识垃圾焚烧处理工作的紧迫性、重要性和复杂性,提前谋划,科学评估,规划先行,加快建设,尽快补上城市生活垃圾处理短板。《意见》提出"十三五"期间的总体目标:到 2017 年年底,建立符合我国国情的生活垃圾清洁焚烧标准和评价体系。到 2020 年年底,全国设市城市垃圾焚烧处理能力占总处理能力 50% 以上,全部达到清洁焚烧标准的总体目标。从焚烧设施规划选址、建设高标准清洁焚烧项目以及深入细致开展工作、提高设施运行水平、全面加强监管等方面提出了具体要求。

### 4.1.3　焚烧设施监管要求不断强化,设施运行日趋标准化、规范化

1)中央环保督察

根据中央深改组第十四次会议审议通过的《环境保护督察方案(试行)》,中央环保督察组于 2016 年 7 月开始启动第一批环保督查,至 2016 年年底已经开展了两批次共 15 个省份的环保督查,根据安排,中央环保督察 2017 年要实现全覆盖。垃圾焚烧设施建设进度、飞灰规范化处置等为环保督查后需整改的重点内容之一。

2)住房和城乡建设部焚烧厂等级评定

受住房和城乡建设部委托,由中环协组织开展每 3 年一次的焚烧厂等级评定工作,其中 2013 年和 2015 年分别进行了首批炉排炉和流化床焚烧炉的等级评定。2016 年启动第二批次炉排炉焚烧厂等级评定工作,已完成上海市 6 座焚烧厂的等级评定工作,以及武汉、惠州、泰州等焚烧厂的等级评定。

3)环保部"装、树、联"工作

环境保护部于 2017 年 4 月发文要求所有垃圾焚烧发电企业在 2017 年 9 月前实施"装、树、联":一是"装",所有垃圾焚烧企业要依法安装污染源自动监控设备,督促企业加强环境管理,落实主体责任;二是"树",在便于群众查看的显著位置树立显示屏,向全社会

公开污染排放数据,鼓励群众监督,确保治理效果;三是"联",企业自动监控系统要与环保部门联网,进一步强化环境执法监管。据环境保护部近日通报,截至 2017 年 8 月 23 日,全国 246 家已建成的垃圾焚烧企业中,除去已关停、即将关停和半年内技改的 10 家企业,有 176 家完成"装、树、联"工作,完成率 74.58%。

### 4.1.4 焚烧领域标准规范相继颁布

1)《生活垃圾清洁焚烧指南》(RISN - TG022—2016)

《生活垃圾清洁焚烧指南》(RISN - TG022—2016)为住房和城乡建设部标准定额研究所于 2016 年 12 月发布,该指南从清洁焚烧目标、准则、评价原则、主要指标、建设运行维护检修要求、清洁焚烧机制及经济评价等方面对清洁焚烧体系进行了系统构建和提出了具体指标要求。该指南从生活垃圾源头到处理全过程和垃圾管理的责任主体与行动方案要素出发,用适宜的工程技术、适宜的工程装备、适宜的污染物控制指标,通过科学、诚信、成熟的建设运行管理评价与经济评价,实现生活垃圾安全、可靠、长周期运行,提高能源效率的长效清洁焚烧机制。

2)《国家危险废物名录》(2016 版)

由环境保护部联合发改委、公安部对 2008 年发布的《国家危险废物名录》进行修订,修订后的《国家危险废物名录》(2016 版)(以下简称《名录》)自 2016 年 8 月 1 日开始施行。在新版《名录》中,飞灰依旧被认定为危险废物(772 - 002 - 18),同时还入列《名录》的《危险废物豁免管理清单》:在满足《生活垃圾填埋场污染控制标准》(GB16889—2008)中 6.3 条要求后,进入生活垃圾填埋场填埋,填埋过程不按危险废物管理;满足《水泥窑协同处置固体废物污染控制标准》(GB30485—2013)后,进入水泥窑协同处置,水泥窑协同处置过程不按危险废物管理。

3)《生活垃圾焚烧飞灰固化稳定化处理技术标准》(征求意见稿)

2017 年 8 月 18 日,住房城乡建设部标准定额司发布《关于征求行业标准〈生活垃圾焚烧飞灰固化稳定化处理技术标准(征求意见稿)〉意见的函》(建标工征〔2017〕122 号)。《生活垃圾焚烧飞灰固化稳定化处理技术标准》由中国科学院武汉岩土力学研究所和中国城市建设研究院牵头起草,重点对生活垃圾焚烧飞灰处理站工程建设、运行与管理、环保、职业卫生与安全进行了规定,明确了存在的问题和相关解决措施。本标准适用于炉排炉和流化床焚烧工程的飞灰处理工程的建设和运行,对规模、选址、平面布置、人员要求、飞灰转运与接收、维护保养、台账登记、职业卫生、质量要求等内容都作出了规定,还明确了飞灰固化体实验方法。

4)《生活垃圾焚烧污染控制标准》(GB18485—2014)修改单

2017 年 8 月 4 日,环境保护部发布《关于征求〈生活垃圾焚烧污染控制标准〉(GB18485—2014)修改单(征求意见稿)意见的函》(环办土壤函〔2017〕1252 号)。本次修改主要针对地方环保部门来函反映《生活垃圾焚烧污染控制标准》(GB18485—2014)中测定均值定义不够明确、在实际工作中可能导致二噁英类监测采样时间长、存在作业安全隐患等问题,将 GB18485—2014 中涉及二噁英类监测的问题进行明确。

本次修改单主要包括:将 GB18485—2014 中"3.15 测定均值"的定义修改为"在一定时间内采集的一定数量样品中污染物浓度的算术平均值。对于二噁英类的监测,应在6~12 个小时内完成不少于 3 个样品的采集;对于其他污染物的监测,应在 0.5~8 个小时内完成不少于 3 个样品的采集",比原条款和欧盟焚烧指令中规定的 6~8 个小时的样品采集时间有所放宽;考虑到关于"烟气中二噁英类的监测采样按 HJ 77.2 的有关规定执行"的规定,容易让人误解为只有"生活垃圾焚烧厂运行企业"对烟气中二噁英类进行监测时应按 HJ 77.2 的有关规定执行,将第 9.4 条的相关内容调整到第 9.3 条。

5)《生活垃圾焚烧厂标识标志标准》(CJJ/T270—2017)

城建行业标准《生活垃圾焚烧厂标识标志标准》于 2017 年 4 月 11 日发布,编号为CJJ/T270—2017,自 2017 年 10 月 1 日起实施。

此《标准》首次从安全职业健康、环境保护、设备设施和公共信息方面对生活垃圾焚烧厂的标识标志配置进行了规范和要求,规定了现场各类标识标志的具体配置,对安全标识标志、环境保护标识标志、设备设施标识标志、公共信息标识标志、作业过程标识标志做出了通用设置要求,针对垃圾接收、储存与投料设备设施、垃圾焚烧余热锅炉设备设施、烟气处理系统设备设施、灰/渣及渗沥液处理系统及设施、汽轮发电机组和汽水系统及设施、电气热控系统及设施、其他设备设施等不同设施设备明确了现场配置要求,对国内生活垃圾焚烧厂的现场管理和稳定运行有重要指导意义。

## 4.2  焚烧设施建设进展

### 4.2.1  已建成焚烧设施近三百座,实现"十三五"良好开局

焚烧行业发展依旧迅猛,与 2015 年相比,2016 年度在焚烧设施数量、处理能力、无害化处理量等方面依然保持了相同甚至更高的增幅。截止到 2016 年年底,我国(设市城市与县城)共建成生活垃圾焚烧设施 299 座,占无害化设施总量的 14.0%,总焚烧处理能力278 202 吨/天,占无害化处理能力的 34.3%;年焚烧垃圾 7 956.6 万吨,占无害化处理总量的 31.5%。与 2015 年相比,在焚烧设施、焚烧处理能力和焚烧处理量上分别同比增长16.3%、18.3%和21.0%,在设施数量占比、设施能力占比和处理量占比方面分别增加了1.6、3.3 和 3.2 个百分点。2006 年度至 2016 年度焚烧设施规模与占比变化如图 4-1 和图 4-2 所示,不同无害化工艺处理量变化如图 4-3 所示。

### 4.2.2  焚烧设施分布以东部比例最高,中部和西部增幅明显

从区域发展角度看,东部地区建设速度明显领先于其他地区,但中部和西部地区建设在不断提速。目前东部地区已建成垃圾焚烧设施 195 座,焚烧能力达 194 066 吨/天,共有 5 465.87 万吨、占比 40.6%的生活垃圾通过焚烧进行无害化处置;中部地区建成垃圾

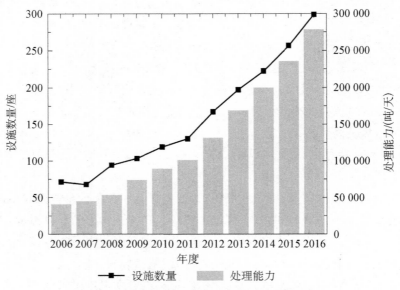

**图 4-1  焚烧设施数量与规模进展(2006—2016)**

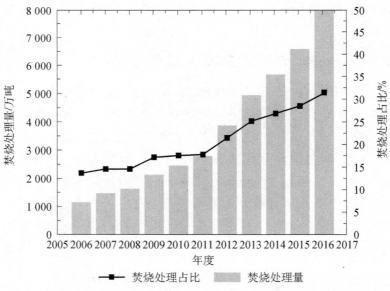

**图 4-2  焚烧处理量与处理占比进展(2006—2016)**

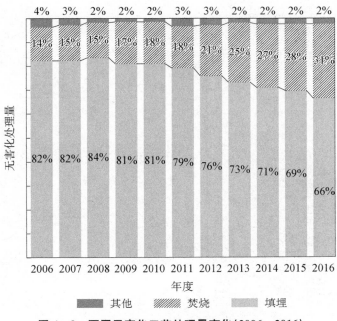

图 4-3　不同无害化工艺处理量变化(2006—2016)

焚烧设施 61 座,焚烧能力 49 458 吨/天,焚烧处置生活垃圾 1 503.35 万吨;西部地区则建成垃圾焚烧设施 43 座,焚烧能力 34 678 吨/天,主要通过填埋对生活垃圾无害化处置,只有 987.35 万吨、占比 21.4% 的生活垃圾通过焚烧处置。从全国范围看,共有 65.2% 的垃圾焚烧设施、68.7% 的垃圾焚烧无害化处置集中在东部地区。与去年相比,东部、中部和西部在设施数量上分别同比增长 8.3%、32.6% 和 38.7%,在设施处理能力上分别同比增长 11.8%、29.4% 和 48.4%,东部地区的增速有所回落,而中部、西部地区增速大幅提高。

焚烧设施建设的地域性差异还表现在各省份的差异。江苏、海南、福建、天津等 13 个省份焚烧无害化比例已经超过了全国平均水平,焚烧量占比达 31.7%～66.0%。江苏、海南、福建、天津和浙江等 5 个省份超过一半以上的生活垃圾通过焚烧无害化处置。其中浙江省已建成生活垃圾焚烧设施 44 座,66.2% 的生活垃圾通过焚烧处置,居全国首位。新疆、辽宁、江西、陕西、西藏、青海等六省仍主要依靠填埋处置,焚烧占比不到 10%。青海尚未建成焚烧设施。如图 4-4 所示。

### 4.2.3　焚烧厂规模逐渐增大,特大类和Ⅲ类焚烧设施增幅明显

我国《生活垃圾焚烧处理工程技术规范》(CJJ 90—2009)以及新修订的《生活垃圾焚烧处理与能源利用工程技术规范》(征求意见稿)中对垃圾焚烧厂的规模分类规定如下:特大类垃圾焚烧厂,全厂总焚烧能力 2 000 吨/天及以上;Ⅰ类垃圾焚烧厂,全厂总焚烧能力介于 1 200～2 000 吨/天(含 1 200 吨/天);Ⅱ类垃圾焚烧厂,全厂总焚烧能力介于 600～1 200 吨/天(含 600 吨/天);Ⅲ类垃圾焚烧厂,全厂总焚烧能力介于 150～600 吨/天

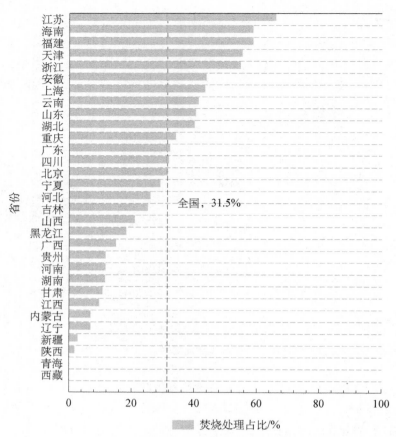

图 4 - 4　各省生活垃圾焚烧量占比

(含 150 吨/天)。

统计的 285 座在运行的焚烧设施(见图 4 - 5)中,特大焚烧厂、Ⅰ类、Ⅱ类、Ⅲ类以及未分类的低于 150 吨/天焚烧厂分别有 10 座、46 座、131 座、69 座和 29 座。平均处理能力分别为 2 300 吨/天、1 429 吨/天、805 吨/天、340 吨/天和 59 吨/天。其中Ⅱ类焚烧设施数量最多,数量占比 46%,特大类和Ⅰ类焚烧设施数量占比仅 19.6%,但焚烧设施处理能力占比达到 40.45%。

表 4 - 1　在运行焚烧设施处理能力分布(截至 2016 年 12 月底)

| 焚烧设施 | 特大类<br>(≥2 000 吨/天) | Ⅰ类(1 200~<br>2 000 吨/天) | Ⅱ类(600~<br>1 200 吨/天) | Ⅲ类(150~<br>600 吨/天) | 未分类<br>(0~150 吨/天) |
|---|---|---|---|---|---|
| 设施数量/座 | 10 | 46 | 131 | 69 | 29 |
| 平均处理能力/(吨·天) | 2 300 | 1 429 | 805 | 340 | 59 |
| 总处理能力/(吨·天) | 23 000 | 65 750 | 105 446 | 23 485 | 1 711 |
| 处理能力占比/% | 10.48 | 29.97 | 48.06 | 10.70 | 0.78 |

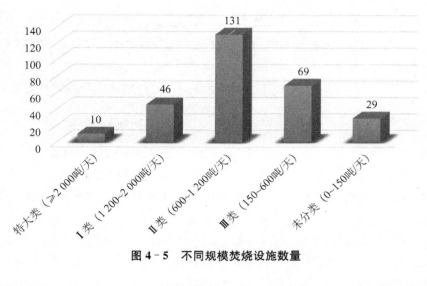

图 4-5　不同规模焚烧设施数量

随着焚烧项目的不断拓展,项目规模两极分化现象明显。一方面,大中城市土地资源紧张、环保设施前期程序复杂,再加上焚烧技术本身的规模效应,大容量焚烧炉、大规模焚烧项目往往成为城市焚烧项目的首选,已投运的上海老港一期(4×750 吨/天)、北京鲁家山(4×750 吨/天)、北京高安屯(2×800 吨/天)、宝安老虎坑二期(4×750 吨/天)、宁波鄞州(3×750 吨/天)等,在建或拟建的老港二期(8×750 吨/天)、重庆第三厂(6×750 吨/天)、长沙项目(6×850 吨/天)、北京阿苏卫(4×750 吨/天)、沈阳老虎冲(4×750 吨/天)、沈阳西部(2×750 吨/天)、沈阳大辛(4×750 吨/天)等项目都是典型的大容量甚至超大容量焚烧炉项目。

另一方面,前些年在一些县级城市比较普遍的垃圾填埋项目,在当前土地供应紧张和

表 4-2　2 000 吨/天以上特大类焚烧设施(在建)

| 项目名称 | 处理规模 | 焚烧线配置 | 烟气处理工艺(排放标准) | 所在园区 |
|---|---|---|---|---|
| 阿苏卫生活垃圾焚烧发电厂 | 3 000 吨/天 | 4×750 吨/天 | 选择性非催化还原脱 NOx 工艺(SNCR)+半干法脱酸+袋式除尘器+选择性催化还原脱 NOx 工艺(SCR) | 阿苏卫循环经济园 |
| 上海老港再生能源利用中心二期工程 | 6 000 吨/天 | 8×750 吨/天 | SNCR+减温塔+干法(熟石灰)+活性碳吸附+袋式除尘器+湿法(NaOH 溶液)+SCR 系统 | 老港固体废弃物综合利用基地 |
| 重庆市第三垃圾焚烧发电厂 | 4 500 吨/天 | 2×3×750 吨/天 | SNCR+半干法(高速旋转雾化反应器)+干法(熟石灰)+活性炭吸附+布袋除尘 | — |
| 长沙市生活垃圾深度综合处理(清洁焚烧)项目 | 5 000 吨/天 | 6×850 吨/天 | 选择性非催化还原法(SNCR)+半干法石灰浆旋转喷雾+干法消石灰脱酸+活性炭喷射吸附装置+袋式除尘器 | — |

垃圾焚烧大势之下,也陆续改用垃圾焚烧工艺,以县(县级市)甚至部分乡镇为主的小规模垃圾焚烧项目明显增多,一般处理能力不超过 600 吨/天,单炉规模 200~250 吨/天,总投资较低,垃圾处理贴费也不高,如江西乐平(1×700 吨/天)、山东招远(2×250 吨/天)、浙江青田(2×250 吨/天)等新项目,适合县域、乡镇等小规模的区域垃圾处理处置。

### 4.2.4　一大批焚烧设施完成建设并投入运行,新投运设施聚集在东部地区

2016—2017 年间,一大批垃圾焚烧设施完成项目建设和投运。对近两年新投运垃圾焚烧设施不完全统计如表 4-3 所示,炉排炉依然是焚烧炉的主流工艺,统计的 22 个项目中只有浙江温岭、杭州萧山两项目采用流化床工艺,其余的项目均采用炉排炉工艺,占比 90.5%。

新投运焚烧设施仍以东部为主,占比 71.4%,中部和西部各自新投运设施 3 座。设施建设明显由一二线发达城市向经济相对落后的地区转移,诸多县级市、县焚烧设施纷纷投运,以中小规模设施为主,统计的 21 个项目中 7 座Ⅲ类设施和 8 座Ⅱ类设施,占全部项目的 71.4%。吨投资在 31.9~73.7 万元/吨不等,平均 49.4 万元/吨,与 2015 年统计到的 52.5 万元/吨相比,基本稳定。

表 4-3　2016—2017 年新投运的生活垃圾焚烧设施

| 序号 | 所在地区 | 项目名称 | 处理能力/(吨/天) | 建设投资/亿元 | 吨投资/(万元/吨) | 焚烧炉型式 |
|---|---|---|---|---|---|---|
| 1 | 浙江 | 杭州萧山城市绿色能源有限公司 | 1 800 | 7.5 | 41.7 | 流化床 |
| 2 | 浙江 | 温岭市东部垃圾焚烧发电项目 | 800 | 3.9 | 48.1 | 流化床 |
| 3 | 上海 | 上海市天马生活垃圾末端处置综合利用中心工程 | 2 000 | 13.5 | 67.7 | 炉排炉 |
| 4 | 甘肃 | 兰州中铺子生活垃圾焚烧发电项目 | 2 000 | 13 | 65 | 炉排炉 |
| 5 | 广东 | 湛江市生活垃圾焚烧发电厂 | 1 500 | 6.4 | 42.4 | 炉排炉 |
| 6 | 山西 | 郓城县垃圾焚烧发电工程 | 1 200 | 5.7 | 47.7 | 炉排炉 |
| 7 | 海南 | 海口市垃圾焚烧发电二期 | 1 200 | 4.6 | 38.2 | 炉排炉 |
| 8 | 上海 | 上海市奉贤区生活垃圾末端处置中心工程 | 1 000 | 6.5 | 64.7 | 炉排炉 |
| 9 | 山东 | 蓬莱蔚阳余热发电有限公司垃圾焚烧发电工程项目 | 1 000 | 3.5 | 35 | 炉排炉 |
| 10 | 湖南 | 益阳市生活垃圾焚烧发电厂 | 800 | 5 | 62.6 | 炉排炉 |
| 11 | 安徽 | 滁州城市生活垃圾焚烧发电项目 | 700 | 2.6 | 37 | 炉排炉 |
| 12 | 山东 | 平度市生活垃圾焚烧发电厂 | 600 | 3.6 | 60.1 | 炉排炉 |
| 13 | 甘肃 | 白银三峰财信环保发电有限公司 | 600 | 2.4 | 40 | 炉排炉 |
| 14 | 福建 | 三明市垃圾焚烧发电厂 | 600 | 3 | 49.8 | 炉排炉 |

（续表）

| 序号 | 所在地区 | 项 目 名 称 | 处理能力/(吨/天) | 建设投资/亿元 | 吨投资/(万元/吨) | 焚烧炉型式 |
|---|---|---|---|---|---|---|
| 15 | 上海 | 上海崇明固体废弃物处置综合利用中心 | 500 | 3.7 | 73.7 | 炉排炉 |
| 16 | 山东 | 诸城市生活垃圾焚烧发电厂 | 500 | 2.6 | 52 | 炉排炉 |
| 17 | 江苏 | 光大环保能源(沛县)有限公司 | 500 | 2.6 | 51.6 | 炉排炉 |
| 18 | 广西 | 防城港市生活垃圾焚烧发电厂 | 500 | 2.1 | 42.9 | 炉排炉 |
| 19 | 山东 | 河口区生活垃圾综合处理厂 | 300 | 1 | 31.9 | 炉排炉 |
| 20 | 安徽 | 金寨县生活垃圾焚烧发电厂 | 300 | 1.5 | 50 | 炉排炉 |
| 21 | 浙江 | 安吉焚烧发电二期扩建工程 | 250 | 0.9 | 35.4 | 炉排炉 |

## 4.3 "十三五"规划相继出台，新增焚烧规模超过 35 万吨/天

### 4.3.1 国家"十三五"规划

2016 年 12 月 31 日，国家发展改革委、住房城乡建设部印发《"十三五"全国城镇生活垃圾无害化处理设施建设规划》(发改环资〔2016〕2851 号)，规划范围包括全国(港澳台地区除外)所有设市城市、县城及建制镇，指导各地推进城镇生活垃圾无害化处理设施建设。

"十三五"规划总体要求包括：①到 2020 年年底，具备条件的直辖市、计划单列市和省会城市(建成区)实现原生垃圾"零填埋"；②到 2020 年年底，设市城市生活垃圾焚烧处理能力占无害化处理总能力的 50% 以上，其中东部地区达到 60% 以上；③提出到"十三五"期末焚烧总处理能力 59.14 万吨/天、占比 54% 的建设任务，同时对除西藏外各省的焚烧设施能力建设做了具体要求。

对于"十三五"期间新建焚烧设施的具体要求方面，规划提出：

(1) 降低原生垃圾填埋量。经济发达地区和土地资源短缺、人口基数大的城市，优先采用焚烧处理技术，减少原生垃圾填埋量。

(2) 重视焚烧残渣和飞灰设施配套。建设焚烧处理设施的同时要考虑垃圾焚烧残渣、飞灰处理处置设施的配套。鼓励相邻地区通过区域共建共享等方式建设焚烧残渣、飞灰集中处理处置设施。

(3) 卫生填埋设施托底保障。卫生填埋处理技术作为生活垃圾的最终处置方式，是各地必须具备的保障手段，重点用于填埋焚烧残渣和达到豁免条件的飞灰以及应急使用，剩余库容宜满足该地区 10 年以上的垃圾焚烧残渣及生活垃圾填埋处理要求。

(4) 新建设施规模。不鼓励建设处理规模小于 300 吨/天的焚烧处理设施和库容小于 50 万立方米的填埋设施。

(5) 焚烧设施监管。要加强城镇生活垃圾无害化处理设施建设和运营信息统计，重

点推进对焚烧厂主要设施运行状况等的实时监控,加强对焚烧设施烟气排放情况、焚烧飞灰处置达标情况的监测。

### 4.3.2 地方"十三五"规划

各地根据"十二五"期间生活垃圾处理设施建设和运行等情况,在 2016—2017 年纷纷出台地方"十三五"规划,根据全国"十三五"规划的总体要求,提出了地方生活垃圾处理设施建设规模、烟气处理、飞灰处置要求等。

从规划处理能力来看,到"十三五"期末待建焚烧设施规模超过 1 万吨/天的有 14 个省和直辖市,其中广东、安徽两省待建规模超过 2 万吨/天。本报告中摘录了自 2016 年 9 月至 2017 年 9 月出台的北京、上海、福建、浙江等 8 个省市的"十三五"规划中关于焚烧设施建设的规模和要求,具体如图 4-6 所示。

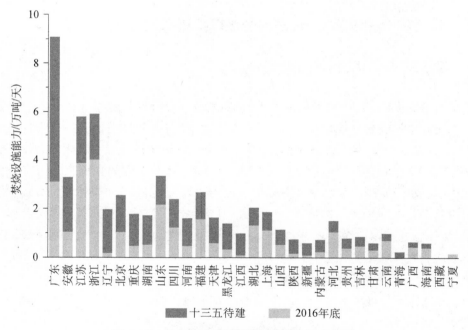

图 4-6 各省"十三五"期间待建焚烧设施规模

北京:2016 年 9 月,《北京市"十三五"时期城市管理发展规划》明确,加快鲁家山、阿苏卫等生活垃圾焚烧飞灰处理设施建设,推动开展焚烧飞灰填埋处置工作,规划生活垃圾处理能力达到 3.0 万吨/天,其中焚烧处理能力达到 24 250 吨/天,基本实现原生垃圾零填埋。

上海:2016 年 11 月 18 日,《上海市绿化市容"十三五"规划》发布,要求区域处理设施全量运行,全市生活垃圾处理能力维持在 27 000 吨/天,生活垃圾处理方式进一步优化,到"十三五"期末,基本实现原生垃圾零填埋,完成老港再生能源利用中心二期建设(6 000

吨/天),全市焚烧设计能力达到 19 300 吨/天,焚烧设施数量达 10 座。

福建:2016 年 12 月,《福建省"十三五"环境保护规划》发布。要求加快生活垃圾处理设施建设,设区市和平潭综合实验区各建 1 座以上生活垃圾焚烧处理厂,配套飞灰固化稳定化卫生填埋场和配套炉渣资源化利用厂,到 2020 年,基本形成与生活垃圾产生量相匹配的无害化处理能力,生活垃圾焚烧处理比重占总无害化处理能力 70% 以上。

浙江:2017 年 1 月 20 日,《浙江省城镇生活垃圾无害化处理设施建设"十三五"规划》(浙发改规划〔2017〕24 号)明确,"十三五"全省新增城镇生活垃圾无害化处理设施能力 2.3 万吨/天,总处理能力达到 7.6 万吨/天,其中焚烧设施达到 65% 以上。规划全省新建焚烧处理能力 11 530 吨/天,在建能力 9 300 吨/天。

山东:2017 年 4 月 7 日,《山东省生态环境保护"十三五"规划》(鲁政发〔2017〕10 号)(以下简称《规划》)发布。《规划》指出,大中型城市重点发展生活垃圾焚烧发电技术,鼓励区域共建共享焚烧处理设施,到 2020 年,垃圾焚烧处理率达到 60%。根据山东省住建厅发布的《关于 2017 年上半年全省城市污水和垃圾处理工程建设运行情况的通报》,截止到 2017 年 8 月份,山东全省 17 个设区的市、83 个县(市)城市生活垃圾已全部实现无害化处理,全省生活垃圾焚烧处理率达 42.97%。

广东:2017 年 4 月,《广东省城乡生活垃圾处理"十三五"规划》发布。"十三五"期间,广东全省共规划建设生活垃圾无害化处理项目 85 个,其中焚烧发电厂项目 48 个;总处理规模为 83 623 吨/天,其中焚烧规模 62 490 吨/天。在区域分布上,珠三角地区 26 个,粤东地区 10 个,粤西地区 8 个,粤北山区 4 个。要求加强垃圾焚烧工艺研究,督促企业开展烟气处理技改工作,使烟气排放在稳定达到国家标准基础上力争达到国际先进水平。

湖北:2017 年 5 月 26 日,《湖北省"十三五"城镇生活垃圾无害化处理设施建设规划》(鄂发改环资〔2017〕251 号)印发。《规划》指出,到 2020 年底,武汉市(建成区)要实现原生垃圾"零填埋",设市城市生活垃圾焚烧发电处理能力占无害化处理总能力的 50% 以上。各地必须具备卫生填埋这一重要保障手段,重点用于填埋焚烧残渣和达到豁免条件的飞灰,以及应急使用。

安徽:2017 年 9 月 20 日,《"十三五"安徽省城镇生活垃圾无害化处理设施建设规划》(征求意见稿)发布,征求公众意见。"十三五"期间规划续(扩)建垃圾焚烧设施 7 座,处理规模 4 000 吨/天(其中设市城市 5 座,处理规模 3 200 吨,县城 2 座,处理规模 800 吨/天);新建垃圾焚烧厂 38 座,处理规模 29 260 吨/天(其中设市城市 15 座,处理规模 15 860 吨,县城 23 座,处理规模 13 400 吨/天)。建有焚烧处理厂的地区应规划建设飞灰填埋场,不鼓励建设处理规模小于 300 吨/天的焚烧设施。

## 4.4　考核评价/监管有规可循、行业监管力度空前

### 4.4.1　生活垃圾焚烧厂无害化等级评定工作有序推进

为贯彻落实《国务院批转住房城乡建设部等部门关于进一步加强城市生活垃圾处理

工作意见的通知》(国发〔2011〕9号)精神,进一步提高城市生活垃圾焚烧设施建设、运营水平,受住房和城乡建设部委托,2016年中国城市环境卫生协会组织了新一轮炉排炉垃圾焚烧设施无害化等级评定工作,目前仍在有序推进。

2016年10月10日至12月1日,根据上海市绿化和市容管理局专函要求,在中国城市环境卫生协会组织生活垃圾处理设施无害化等级评定委员会成员牵头下,由规划、设计、建设、运行和监管方面的管理人员和工程技术人员组成专家组,分两次对申报的上海老港等6座焚烧厂进行了现场考核与评价。评定工作分为三个阶段进行,第一阶段为等级评定工作开展动员、培训;第二、第三阶段分别对老港、黎明、御桥、金山、奉贤及江桥生活垃圾焚烧厂6家单位开展现场评价。现场评价环节分为工程建设水平评价、运行管理评价两方面进行。经考核,老港、黎明、金山三座焚烧厂评定等级为AAA,御桥、江桥两座焚烧厂评定等级为AA,奉贤焚烧厂因为运行时间不足一年暂缓评定。

2017年6月2日至7月30日,根据武汉市环境卫生管理处、温州市综合行政执法局、惠州市市容环境卫生管理局和泰州市城市管理局的申请,中国城市环境卫生协会分两次对申报的武汉星火等5座焚烧厂进行了现场考核与评价。其中,武汉星火、惠州市惠阳区榄子坳、泰州市垃圾焚烧厂等三座评定等级为AAA,永嘉绿色动力、平阳生活垃圾焚烧厂等两座评定等级为AA。

生活垃圾焚烧厂等级评定工作是一项持续提升改进、不断完善设施安全、稳定运行的过程,起到了推动行业发展,树立行业标杆的作用。从而确保焚烧厂安全运行,实现有效管控,为将来焚烧设施运营、监管工作奠定基础。

### 4.4.2 垃圾焚烧行业"装、树、联"顺利推进

2017年4月20日,环境保护部印发《关于生活垃圾焚烧厂安装污染物排放自动监控设备和联网有关事项的通知》(环办环监〔2017〕33号),并于4月24日组织召开全国视频会,要求垃圾焚烧企业于2017年9月30日前全面完成"装、树、联"三项任务,即依法依规安装污染物排放自动监测设备、厂区门口树立电子显示屏实时公布污染物排放和焚烧炉运行数据、自动监测设备与环保部门联网。

落实"装、树、联",有利于进一步明确企业责任,倒逼企业绿色转型;有利于群众及时获取企业排污信息,化解抵触情绪和恐慌心理;有利于进一步规范企业行为,保持环境执法监管高压态势,保障周边环境安全。

环境保护部环境监察局工作简报显示,截至2017年8月23日,全国246家已建成垃圾焚烧企业中,除去已关停、即将关停和半年内技改的10家企业外,有176家全部完成"装、树、联"工作,完成率为74.58%。其中,北京、天津、内蒙古、黑龙江、上海、福建、贵州、宁夏等省(区、市)和新疆生产建设兵团垃圾焚烧企业已全部完成"装、树、联"三项任务,安徽、山东、江苏、四川四省工作进度相对较快,安徽省完成91.67%、山东省完成90.91%、江苏省完成84.85%、四川省完成80%。山西、辽宁、吉林、河南等省垃圾焚烧企业"装、树、联"工作进度明显滞后,完成率不足20%。

### 4.4.3　全国垃圾焚烧厂二噁英排放监督性监测

2017 年 7 月 28 日,环境保护部印发《关于开展全国生活垃圾焚烧厂二噁英排放监督性监测工作的通知》(环办监测函〔2017〕1187 号),决定从 2017 年 8 月份起,按抽查时间随机、抽查对象随机的要求,对全国生活垃圾焚烧厂二噁英排放开展监督性监测,监测范围包括废气排放口、飞灰、环境空气和土壤,委托中国环境监测总站负责具体实施,国家环境分析测试中心负责实验室间比对工作。原则上对废气排放口每年不低于 4 次监测,环境空气、土壤、飞灰每年不低于 1 次监测。

开展全国生活垃圾焚烧厂二噁英监督性监测,是掌握全国生活垃圾焚烧厂二噁英排放状况、加强环保监管、督促企业全面达标排放、提高企业环保意识的重要手段,也是环保部门履行职责、消除公众疑虑的重要任务。

### 4.4.4　中央环保督察启动、督促环保设施建设和监管

2015 年 7 月,中央深改组第十四次会议审议通过《环境保护督察方案(试行)》,明确建立环保督察机制。督察工作将以中央环境保护督察组的形式,对省区市党委和政府及其有关部门展开督察,并下沉至部分地市级党委政府部门。

2015 年 12 月 31 日至次年 2 月 4 日期间,中央环保督察试点在河北展开。经党中央、国务院批准,第一批中央环境保护督察于 2016 年 7 月至 8 月实施督察进驻,对内蒙古、黑龙江、江苏、江西、河南、广西、云南、宁夏等 8 省(区)开展督察工作,并于 2016 年 11 月全部完成督察反馈。2016 年 11 月下旬至 12 月底,第二批 7 个中央环保督察组分别对北京、上海、湖北、广东、重庆、陕西、甘肃等省份进行了督察。至 2017 年,中央环境保护督察将实现对全国各省(区、市)全覆盖。

在历次环保督察中,在生活垃圾方面反馈意见多集中在垃圾无害化设施能力不足、简易填埋、渗滤液排放等方面,直接涉及垃圾焚烧的意见较少,但依然存在。在已公开的第一批次、第二批次督察省份整改实施方案中,有较多的垃圾焚烧相关举措已经得到落实推进。

## 4.5　焚烧产业与市场规模持续扩大,市场集中度进一步提升

经过“十二五”期间的快速增长,垃圾焚烧产能于 2016 年末达到 27.8 万吨/天,近年来,垃圾焚烧发电行业集中度不断提升,大部分产能集中在专业运营商手里,其余部分分布在地方环保公司和当地政府手里。随着市场进一步呈现集约化趋势,专业运营商的竞争优势越发凸显,地方产能将大概率被行业龙头企业整合,行业集中度继续提高。规模化与专业化的垃圾焚烧运营商及具有固废一体化整合能力的企业将是市场最后的赢家。整理的 14 家行业领先企业,已运营项目 186 个,处理能力达 237 140 吨/天,占我国已建成焚烧设施处理能力的 85.2%。由于项目体量大、周期长的特点,对企业的技术研发、工程设

计施工、投融资、运营管理等能力提出了更高要求,专业化、大型化集团企业不断走向前台。14家企业中,单个企业运营能力基本都在1万吨/天以上或接近这个数字。大部分企业均具有完整的固废和垃圾焚烧产业链,有自己的技术中心(如设计院、研究院、研究中心等),技术实力雄厚,专业化的技术服务能力更受业主青睐。

此外,垃圾焚烧项目以BOT投资运营为主,其显著特点是净现金流量与收入及利润在时间上错配,因而随着市场需求的膨胀,融资能力将成为竞争者间抢占市场份额的胜负关键。当前焚烧行业的布局抢滩日趋激烈,焚烧市场占有率靠前的14家企业合计市场占有率达85.2%,其中12家企业已经完成了资产证券化。

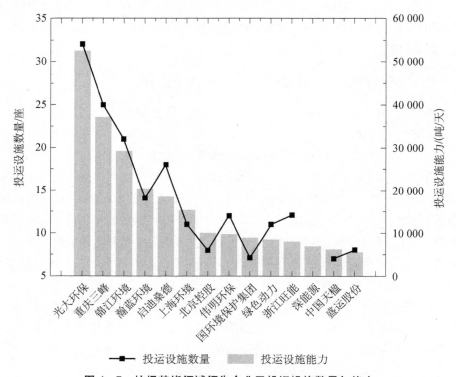

图4-7 垃圾焚烧领域领先企业已投运设施数量与能力

## 4.6 趋势与展望

### 4.6.1 焚烧市场竞争日趋激烈,倒逼企业掌握核心技术、抢占清洁焚烧制高点

由于越来越多的资本加入到垃圾焚烧发电市场,供需结构发生变化,行业竞争日趋激烈,特别是四部委《关于进一步加强城市生活垃圾焚烧处理工作的意见》发布后,对垃圾焚烧项目提出了新的更高要求,低价低质项目如不积极改变,必将面临淘汰命运。在此背景下,先进企业转而修炼内功,通过自身技术提升来进一步实现行业领跑和抢占市场的战略

目的。对行业市场占有率靠前企业调研发现,大部分企业都拥有独立的技术研究机构,一般为设计院、研究院或研发中心,通过自主研发、技术引进消化、联合开发、集成创新等方式,与国内外高校院所合作,不断提升研发能力。此外,通过主编、参编多项国家、地方和行业标准,在技术引领企业发展的同时,推动行业总体向更清洁、更高效的方向发展。

### 4.6.2　存量项目技改、专项运营输出、业务链延伸等成为新蓝海

随着垃圾焚烧市场的不断成熟,焚烧市场空间逐步趋窄,竞争日趋激烈。在此背景下,垃圾焚烧企业纷纷调整业务领域,提前布局,寻求新的利润增长点。除新建项目外、存量项目的升级改造是一个极具潜力的市场。如 GB18485 提出自 2016 年 1 月 1 日起,存量项目全部执行标准要求。《关于进一步加强城市生活垃圾焚烧处理工作的意见》提出结合焚烧厂考核,对现有垃圾焚烧厂的技术工艺、设施设备、运行管理等集中开展专项整治。设施的改造是一项投入大、施工复杂的系统工程,大规模提标技改的市场空间将逐步释放。另外,依托自身丰富的项目运营建设经验,对外提供运营输出服务,也是激烈竞争背景下新业务方向之一。

总体来看,随着行业集中度不断提高,立足焚烧项目本身,纵横双向拓展,打通垃圾焚烧甚至固废的全产业链,已成为行业龙头企业的共同选择。纵向上,依托自有的设计院/研究院等技术研发机构,由原来的项目 BOT,向垃圾焚烧核心装备供货、烟气系统集成 EPC、焚烧线设计、技术与服务输出、监测监管等业务领域拓展,实现垃圾焚烧全产业链的业务延伸,靠规模效应进一步巩固自身地位,提高竞争力。横向上,业务向填埋,中转运,污泥、餐厨垃圾、建筑垃圾、危废物处置等环卫一体化等方向拓展,打造固废领域的一站式服务和一体式解决方案平台。

### 4.6.3　政策引导作用增强,"园区化""去工业化""公众化"趋势明显,推动向"邻利型"焚烧设施发展

"邻避效应"一直是焚烧设施落地绕不过去的难题,从政府主管部门到行业产业链各方,一直在积极推动焚烧设施形象的转变。焚烧设施运营企业也在不断严格要求,从蓝色焚烧到清洁焚烧再到近零排放、超低排放,行业理念在不断更新,管理要求愈加严格,环保投入越来越高。

项目选址方面也在不断变化,原址扩建、以固废循环经济园(静脉产业园)形式等落地的垃圾焚烧项目越来越多。上海老港、杭州天子岭、南京江南江北、佛山南海等园区都已经在项目建设、园区管理、机制构建、监管管理等方面做出了有益的探索和尝试,以此为基础,越来越多的新建焚烧项目以固废循环经济园或产业园形式呈现。去工业化设计使焚烧设施更加融入整体环境,大范围的开放让公众感受到焚烧企业的自信,无一不是焚烧企业为了"邻利"而做出的努力。如松江天马、宁波鄞州、老港一期、妈湾生态园等焚烧厂,从建筑外观设计、参观通道与科普展览设计到烟气脱白,通过去工业化设计理念的不断应用,迎来焚烧设施的华丽转身,以全新的面貌向公众开放。

除了号召企业规范运营、达标排放、公开开放外,消解"邻避运动"关键之一,也在于地方政府应该科学规划、认真环评,全程公开透明、引进公众参与,并且给周边社群适当补偿,让公众充分参与到垃圾焚烧项目的选址、环评、建设、运营、监督等各个环节。只有化"邻避"为"邻利",焚烧行业才能迎来新的发展契机。

# 第 5 章

## 生活垃圾填埋

生活垃圾卫生填埋技术在我国已经有近 30 年的发展历史,是城市和县城生活垃圾末端处置的最主要的无害化手段,关于生活垃圾填埋场的建设运行、运行监管、封场技术等行业标准和国家标准陆续出台,生活垃圾卫生填埋技术标准体系不断完善。从 2011 年以来,城市和县城生活垃圾填埋处理能力和处理量稳步增长,但是填埋占无害化的比例呈持续下降的趋势。中央和地方环保督察暴露出我国在生活垃圾填埋方面还存在随意堆存、建设滞后、超负荷运转、污染严重等突出问题,需要尽快整改。在《"十三五"全国城镇生活垃圾无害化处理设施建设规划》的明确指引和大量资金支持下,"十三五"期间我国生活垃圾填埋设施建设、渗滤液提标改造、封场和运行监管等方面必将迎来新的发展高潮。

## 5.1 形势与政策

### 5.1.1 行业标准连续出台,填埋处置更加规范

我国已经建立了以《生活垃圾填埋场污染控制标准》(GB16889—2008)为主的生活垃圾卫生填埋处置相关的设计、建设、运行、封场等相关标准体系,使生活垃圾填埋处置更加规范。2016—2017 年,与生活垃圾填埋相关的标准仍然在陆续制定和修订。

1)《生活垃圾填埋场防渗土工膜渗漏破损探测技术规程》(CJJ/T214—2016)

2016 年 3 月,住房和城乡建设部发布《生活垃圾填埋场防渗土工膜渗漏破损探测技术规程》(CJJ/T214—2016)。该标准适用于填埋场建成后填埋库区与渗沥液处理设施防渗土工膜的破损孔洞的探测和填埋场运行期及封场后渗沥液渗漏污染范围的探测。该标准有助于提高生活垃圾卫生填埋场人工防渗系统的建设和运营管理水平,及时发现和修补防渗系统中高密度聚乙烯(HDPE)土工膜存在的渗漏破损,保障其可靠性和安全性。对填埋场建成后填埋库区与渗沥液处理设施防渗土工膜的破损孔洞探测,填埋场运行期及封场后渗沥液渗漏污染范围的探测工作有重要指导作用。

2)《生活垃圾填埋场运行监管标准》(CJJ/T213—2016)

2016年7月,住房和城乡建设部发布《生活垃圾填埋场运行监管标准》(CJJ/T213—2016)。该标准适用于填埋场运行全过程、污染防治设施运行效果、安全生产与劳动保护、场内监测及资料管理等的监管。该标准为加强生活垃圾卫生填埋场的运行过程监管,规范监管行为,提高运行水平,保障运行安全及公众利益提供了依据。

3)《生活垃圾卫生填埋场封场技术规范》(GB51220—2017)

2017年1月,住房和城乡建设部发布《生活垃圾卫生填埋场封场技术规范》(GB51220—2017),原《生活垃圾卫生填埋场封场技术规程》(CJJ112—2007)同时废止。从行业标准上升到国家标准,可以看出对生活垃圾填埋场封场的重视程度。新标准为生活垃圾卫生填埋场和简易填埋场封场工程的规划、设计、施工、验收和运行维护全过程提供了规范,有助于实现封场工程技术可靠、管理科学、环保达标和经济合理。

4)《生活垃圾渗沥液膜生物反应处理系统技术规程》(CJJ/T264—2017)

2017年1月,住房和城乡建设部发布《生活垃圾渗沥液膜生物反应处理系统技术规程》(CJJ/T264—2017)。该标准适用于新建、扩建、改建的各类生活垃圾处理设施产生的渗沥液膜生物反应处理系统的设计、施工、运行与维护等。该标准保障生活垃圾渗沥液膜生物反应器处理工程建设质量和运行安全可靠,满足防止污染、保护环境的要求。

### 5.1.2 填埋领域问题突出,环保督察持续进行

自2016年开始,中央陆续派出环保督察组,对全国各个省市的环境保护工作进行督察,部分省份也组织了省级环保督察组。对各省环保督察中曝光的生活垃圾填埋处置相关问题进行梳理中发现,生活垃圾违规填埋、随意堆存、规划落实不力、设施超负荷运转、渗滤液处理不达标、恶臭污染、存量治理等方面问题突出。

(1)垃圾随意堆放、填埋。部分经济欠发达标地区尤其是县城地区未建成生活垃圾卫生填埋场,仅采用简易填埋甚至随意堆放方式处置生活垃圾,环境污染严重。

(2)规划填埋场未及时建成。部分城市规划了卫生填埋场项目,却迟迟无法动工建设,生活垃圾处置能力严重不足。

(3)填埋场超负荷运转。生活垃圾填埋场超负荷运行,垃圾处理能力与产生量处于"紧平衡"状态,无法面对突出问题,城市垃圾处理设施建设、运行面临巨大压力。

(4)垃圾填埋场污染严重。填埋场渗滤液处理设施未建、停运或者处理不达标,当地污水处理厂甚至存在偷排自然水体,臭气污染控制不达标扰民现象严重,引发重大的环境污染问题和社会问题。

(5)生活垃圾填埋场违规接纳处理其他固废。比如市政污水厂的污泥含水率未达到填埋准入要求,却进入填埋场填埋,导致污泥堆体存在严重的安全隐患和环境污染风险;生活垃圾焚烧厂的飞灰未经稳定化处理或稳定化处理不达标,却进入填埋场填埋;污泥、飞灰等其他固废未严格分区单独填埋等。

(6)存量垃圾堆场未及时封场修复。一些城市的简易垃圾堆场停止运行后,未及时

实施封场工程,相应的污染物处理设施也没有得到足够保障,导致环境污染问题严重。

随着国家和省级环保督察的深入开展,城市生活垃圾填埋处理领域暴露了不少问题,各地纷纷结合实际,制定了可行的填埋整改方案,在依法合规的前提下,加快推进工程招投标、设计等各项前期工作,确保新建卫生填埋场、渗滤液处理改造、存量堆场修复等工程早日开工建设,采取了科学、有效的方法确保整改程序和成效。

## 5.2　填埋设施建设进展

### 5.2.1　城市生活垃圾填埋设施现状

1) 历年发展情况

（1）设施数量同比小幅增长,设施占比持续降低。2016 年,全国城市生活垃圾卫生填埋处理设施达 651 座,较 2015 年增加 11 座,2016 年全国城市卫生填埋处理设施占总无害化处理设施比例为 69.70%,较 2015 年减少了 3.07%。城市生活垃圾卫生填埋处理设施数量保持持续增长态势,但自 2011 年来,全国城市卫生填埋处理设施占比持续下降,如图 5-1 所示。

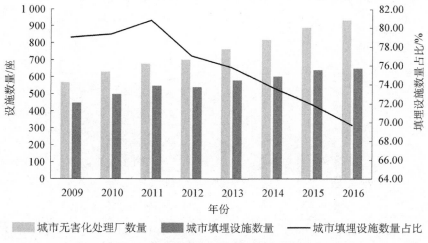

图 5-1　2016 年全国城市生活垃圾卫生填埋设施建设情况

（2）处理能力同比有所增长,能力占比小幅降低。2016 年,全国城市生活垃圾卫生填埋处理能力为 348 952 吨/天,较 2015 年增加了 14.00%,2016 年全国城市卫生填埋处理能力占总无害化处理能力比例为 56.26%,较 2015 年降低了 5.68%。近年来,城市生活垃圾卫生填埋处理能力保持持续增长态势,卫生填埋处理能力占比呈持续下降态势,如图 5-2 所示。

（3）处理量同比略有上升,占比小幅度下降。2016 年,全国城市生活垃圾卫生填埋处理量为 11 824.43 万吨,较 2015 年增加了 2.97%,2016 年全国城市卫生填埋处理量占总

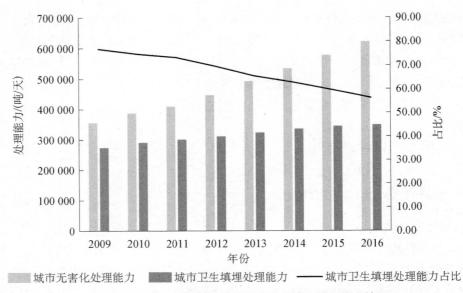

图 5－2　2016 年全国城市生活垃圾卫生填埋处理能力情况

无害化处理量比例为 60.23%，较 2015 年降低了 5.52%。近年来，城市生活垃圾卫生填埋处理量保持持续增长态势，全国城市卫生填埋处理量占比呈下降态势，如图 5－3 所示。

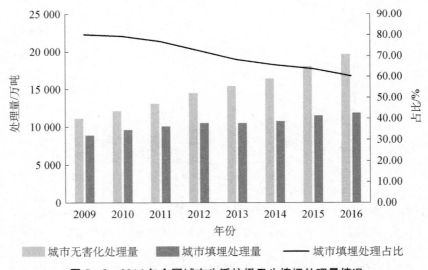

图 5－3　2016 年全国城市生活垃圾卫生填埋处理量情况

　　根据以上数据分析，可以看出尽管填埋设施的数量、处理能力和处理量占比均有所下降，但卫生填埋处理技术仍是当前国内生活垃圾处理的主流技术，目前在我国生活垃圾处理领域仍处于主导地位，也是未来城市必不可少的垃圾末端处理技术。

　　2）2016 年不同区域的城市填埋发展情况

　　（1）东部地区填埋比例降至五成，西部地区填埋设施数量增长显著。我国东部、中部、西部城市中,生活垃圾填埋量占无害化处理总量的比例分别为 52.1％、71.4％和 71.2％(见表 5-1),分别比 2015 年降低了 2.6％、3.1％和 7.2％,主要源于焚烧设施的快速推广(我国 2016 年东部、中部和西部地区的生活垃圾焚烧处理占无害化比例比 2015 年分别增长为 2.2％、3.0％和 7.3％)。

表 5-1　2016 年我国东、中、西部城市生活垃圾填埋处理情况

| 区域 | 东部 | | | 中部 | | | 西部 | | |
|---|---|---|---|---|---|---|---|---|---|
| 类型 | 设施数量/座 | 处理量/万吨 | 处理量占比/% | 设施数量/座 | 处理量/万吨 | 处理量占比/% | 设施数量/座 | 处理量/万吨 | 处理量占比/% |
| 卫生填埋 | 268 | 5 906 | 52.1 | 223 | 3 592 | 71.4 | 195 | 2 326 | 71.2 |
| 无害化处理 | 459 | 11 336 | 100 | 280 | 5 030 | 100 | 389 | 3 266 | 100 |

注:①数据来自中国城市建设统计年鉴,2016 年,东部、中部、西部的分类方法参考该年鉴分类一的定义(按照自然地理位置);②东部地区指北京、天津、河北、辽宁、上海、江苏、浙江、福建、山东、广东、广西和海南 12 个省、自治区的城市和直辖市;③中部地区指山西、内蒙古、吉林、黑龙江、安徽、江西、河南、湖北和湖南 9 个省和自治区的城市;④西部地区指重庆、四川、贵州、云南、西藏、陕西、甘肃、宁夏、青海和新疆 10 个省、自治区的城市和直辖市;⑤“无害化处理”包含卫生填埋、焚烧和其他三类

从城市生活垃圾处理量来看,东部城市地区的填埋比例已经率先降至五成,预计 2017 年底,这一比例将低于 50％;中部和西部地区的填埋比例仍然占较大比重。从城市填埋处理设施上看,西部地区填埋设施数量增长十分显著。

(2)分地区 2016 年城市生活垃圾填埋情况。2016 年,全国 31 个省、自治区、直辖市中,青海、新疆、江西、内蒙古、陕西、甘肃卫生填埋设施占比超过 90％(见图 5-4),青海、

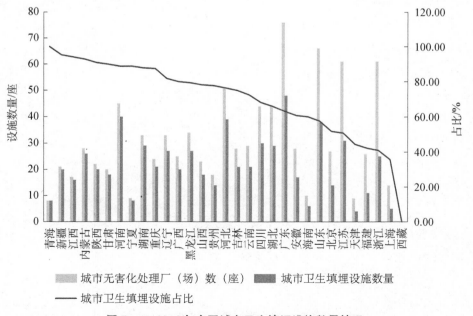

图 5-4　2016 年全国城市卫生填埋设施数量情况

江西、新疆、陕西卫生填埋处理能力占比超过 90％,青海、新疆、陕西、江西生活垃圾卫生填埋处理量占比超过 90％(见图 5-5、图 5-6)。

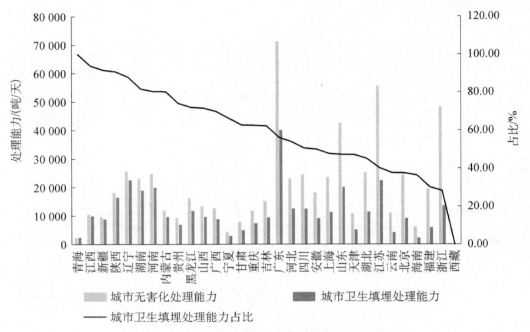

**图 5-5 2016 年全国城市卫生填埋处理能力情况**

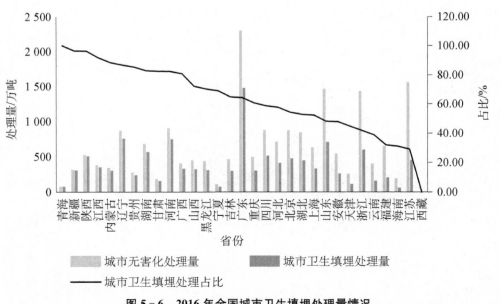

**图 5-6 2016 年全国城市卫生填埋处理量情况**

### 5.2.2　县城生活垃圾填埋设施发展现状

1) 历年发展情况

(1) 运行设施数量同比小幅增长,设施占比持续下降。2016 年,全国县城生活垃圾卫生填埋处理设施达 1 115 座,较 2015 年增加 7 座,2016 年全国县城卫生填埋处理设施占总无害化处理设施比例为 92.53%,较 2015 年减少了 0.87%。自 2011 年来,全国县城生活垃圾卫生填埋处理设施占比保持持续减少态势,如图 5-7 所示。

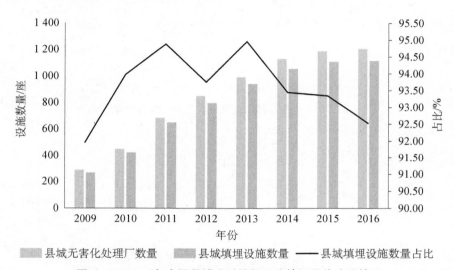

图 5-7　2016 年全国县城生活垃圾卫生填埋设施建设情况

(2) 处理能力同比小幅增长,能力占比有所下降。2016 年,全国县城生活垃圾卫生填埋处理能力为 160 120 吨/天,较 2015 年增加了 1.59%,2016 年全国县城卫生填埋处理能力占总无害化处理能力比例为 84.25%,较 2015 年降低了 3.02%。近年来,县城生活垃圾卫生填埋处理能力总体呈增长态势,卫生填埋处理能力占比总体呈下降态势,如图 5-8 所示。

(3) 处理量同比有所增长,处理量占比降低。2016 年,全国县城生活垃圾卫生填埋处理量为 4 891.39 万吨,较 2015 年增加了 4.33%,2016 年全国县城卫生填埋处理量占总无害化处理量比例为 86.45%,较 2015 年降低了 3.01%。近年来,全国县城生活垃圾卫生填埋处理量呈持续增长态势,县城生活垃圾卫生填埋处理量占比总体呈下降态势。

与城市相比,县城的生活垃圾卫生填埋处理技术在设施数量、处理能力以及处理量方面都占据绝对的主导地位,随着生活垃圾焚烧处理技术、堆肥技术、其他新技术在县城的进一步发展,以及处理设施规模化的建设运行,县城生活垃圾卫生填埋技术在设施数量、处理能力和处理量占比将进一步下降。

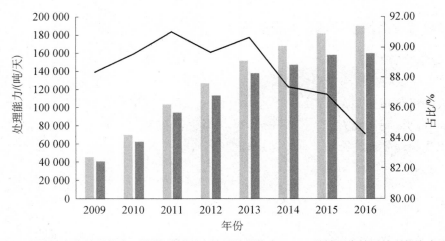

图5-8　2016年全国县城生活垃圾卫生填埋处理能力情况

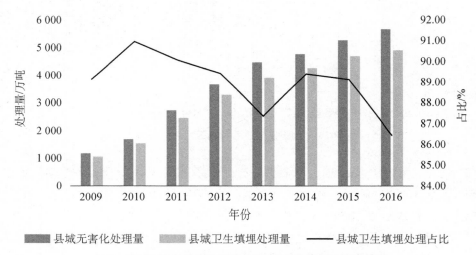

图5-9　2016年全国县城生活垃圾卫生填埋处理量情况

2) 2016年不同区域的县城填埋发展情况

（1）东部县城填埋比例高于城市填埋比例，中西部地区填埋比例高达九成。2016年我国东部地区县城生活垃圾填埋处理量占比为79.8%，高于同地区城市生活垃圾的填埋比例，但是也呈现逐年降低的趋势。中部和西部县城生活垃圾填埋量占比与2015年相比变化不大，仍然高达90%，如表5-2所示。这也意味着在广大中西部地区，与生活垃圾填埋相关的渗滤液处理和填埋气利用项目具有较多的机会。

（2）2016年县城生活垃圾填埋情况。2016年，全国28个省、自治区、直辖市的县城中，辽宁、河南、海南、甘肃、新疆卫生填埋设施数量占比达到100%，64.29%的省、自治区、直辖市县城卫生填埋设施数量占比超过90%；辽宁、河南、海南、甘肃、新疆生活垃圾

表 5－2　2016 年我国东、中、西部县城生活垃圾填埋处置技术的比例

| 区域 | 东部 | | | 中部 | | | 西部 | | |
|---|---|---|---|---|---|---|---|---|---|
| 项目 | 设施数量/座 | 处理量/万吨 | 处理量占比/% | 设施数量/座 | 处理量/万吨 | 处理量占比/% | 设施数量/座 | 处理量/万吨 | 处理量占比/% |
| 卫生填埋 | 310 | 1 707 | 79.8 | 393 | 1 941 | 89.2 | 412 | 1 244 | 92.7 |
| 无害化处理 | 352 | 2 139 | 100 | 420 | 2 177 | 100 | 433 | 1 342 | 100 |

注：数据来自中国城乡建设统计年鉴(2016)，东部、中部、西部的分类方法同上

卫生填埋能力占比 100%，42.86% 的省、自治区、直辖市县城生活垃圾卫生填埋能力占比超过 90%；辽宁、河南、海南、甘肃、新疆生活垃圾卫生填埋处理量占比 100%，50.00% 的省、自治区、直辖市县城生活垃圾卫生填埋处理量占比超过 90%，如图 5－10、图 5－11、图 5－12 所示。

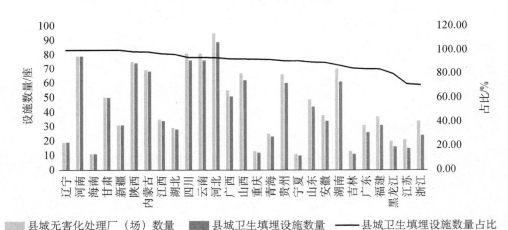

图 5－10　2016 年全国县城卫生填埋设施数量

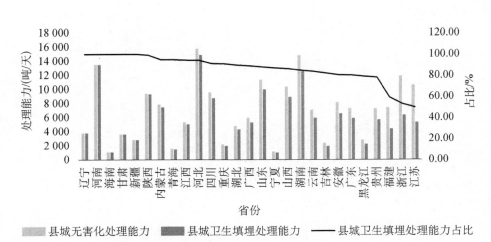

图 5－11　2016 年全国县城卫生填埋处理能力

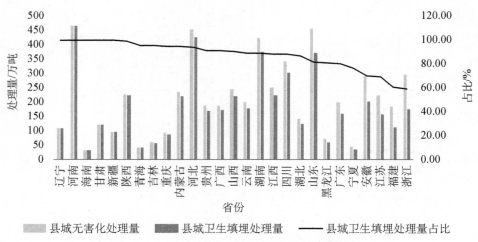

图5-12　2016年全国县城卫生填埋处理量

## 5.3　二次污染控制

### 5.3.1　渗滤液处理

我国当前生活垃圾的含水率普遍在50%~70%之间,在进行无害化处置时,必然会产生大量的渗滤液。目前,我国尚未有关于渗滤液处理能力的官方统计数据。我国2016年城市和县城共无害化处理生活垃圾2.5亿吨,按照渗滤液产生率30%计算,全年产生渗滤液量约为7 500万吨,折合每日产生约20.5万吨渗滤液,如图5-13所示。

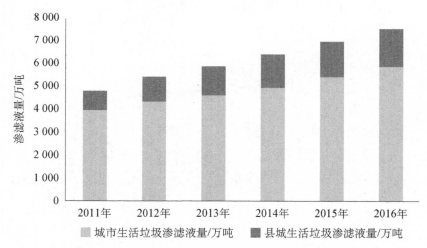

图5-13　2011—2016年我国生活垃圾渗滤液产量估测

　　自 2016 年以来,各级环保督察反馈的意见中,全国各地的渗滤液问题尤为突出:第一、已经建成的渗滤液处理设施基本是满负荷运营,造成渗滤液调节池高位运行、调蓄能力下降,存在巨大环境风险;第二,现有的渗滤液处理设施普遍运行成本高、污水不能持续达标排放。这些问题显示出我国当前渗滤液处理面临巨大挑战。随着各地对督察反馈意见的整改落实,渗滤液处理市场在新建或改扩建、提标改造方面将迎来重大发展机遇。

　　根据《"十三五"全国城镇生活垃圾无害化处理设施建设规划》,2020 年我国城镇生活垃圾无害化处置能力达到 110.49 万吨/天。而 2015 年年末的无害化能力为 75.83 万吨/天,"十三五"期间的无害化处置能力将增长 46%,与此同时,渗滤液处理能力也必将迎来大幅提高,预计年平均增速达到 8% 以上,将会带动渗滤液处理工程建设、设施运行、设备供货、污染监测等相关业务发展。

### 5.3.2　填埋气利用

　　近年来,随着生活垃圾填埋量的增长,填埋气产量也同步增长。目前我国填埋气体利用方式主要是燃烧发电。2017 年 5 月 15 日,全国装机规模最大的填埋气发电项目在四川成都市长安垃圾填埋场正式投入运营,该项目总装机容量达 20.8 MW,为我国沼气发电单体项目全国最大,配套建设有碳减排计量系统,预计全年发电量 1.46 亿度,年减排二氧化碳近 100 万吨。填埋气净化提纯为压缩天然气或液化天然气技术,也占有一定市场份额。

　　填埋气综合利用项目在实现填埋场生活垃圾资源化利用的同时,还可以开发为 CDM(清洁发展机制)和 CCER(核证自愿减排量)项目,通过碳交易增加项目的额外收益。根据中国清洁发展机制网的数据统计,截至 2017 年 8 月 31 日,已获得 CERs(CDM 项目中经核证的碳减排量)签发的中国 CDM 项目共有 1 557 个,其中填埋气综合利用项目 25 项,占总项目量的 1.6%,合计年减排量 358 032 324 吨 $CO_2e$,成为我国温室气体减排的重要领域,详如表 5 - 3 所示。

表 5 - 3　已获得 CERs 签发的中国埋气综合利用 CDM 项目

| 序号 | 项目名称 | 项目业主 | 国外合作方 | 减排量($tCO_2e$) |
|---|---|---|---|---|
| 1 | 株洲市垃圾填埋场填埋气体发电项目 | 湖南惠明环保能源有限公司 | 创新碳资本 | 387 877 |
| 2 | 安阳市塘沟生活垃圾卫生填埋场填埋气发电项目 | 上海百川畅银实业有限公司 | 气候变化投资 I S. A. SICAR | 191 509 |
| 3 | 洛阳张落坪市生活垃圾填埋场填埋气发电项目 | 上海百川畅银实业有限公司 | UPM 环境项目管理有限公司 | 111 483 |
| 4 | 济源市生活垃圾填埋场填埋气发电项目 | 上海百川畅银实业有限公司 | UPM 环境项目管理有限公司 | 93 178 |

（续表）

| 序号 | 项目名称 | 项目业主 | 国外合作方 | 减排量($tCO_2e$) |
|---|---|---|---|---|
| 5 | 商丘市生活垃圾卫生填埋场填埋气发电项目 | 上海百川畅银实业有限公司 | 第一气候市场股份 | 119 665 |
| 6 | 漯河市生活垃圾填埋场填埋气发电项目 | 上海百川畅银实业有限公司 | UPM 环境项目管理有限公司 | 201 897 |
| 7 | 鄂州市生活垃圾填埋场填埋气发电项目 | 鄂州百川畅银新能源有限公司 | 第一气候市场股份 | 66 431 |
| 8 | 老港生活垃圾卫生填埋场填埋气体回收发电工程项目 | 上海老港再生能源有限公司 | 亚洲开发银行亚太基金；瑞典能源署 | 1 851 224 |
| 9 | 安徽宿州垃圾填埋气发电项目 | 宿州市优能环保发电有限责任公司 | Sindicatum Carbon Capital Limited | 55 665 |
| 10 | 深圳下坪固体废弃物填埋场填埋气体收集利用项目 | 深圳市利赛实业发展有限公司 | Climate Change Capital Carbon Fund s.a.r.l（英国） | 2 446 263 |
| 11 | 绵阳市垃圾填埋气发电项目 | 绵阳泰都环境能源技术开发有限公司 | Sindicatum Carbon Capital Ltd | 351 117 |
| 12 | 焦作市周流城市生活垃圾卫生填埋场填埋气发电项目 | 上海百川畅银实业有限公司 | 气候变化投资 I S.A. SICAR | 40 834 |
| 13 | 洛阳市生活垃圾填埋场填埋气发电项目 | 上海百川畅银实业有限公司 | 复兴碳投资有限公司 | 154 821 |
| 14 | 南昌麦园垃圾填埋气回收和利用项目 | 南昌新冠能源开发有限公司 | One Carbon B.V. | 186 199 |
| 15 | 南阳市生活垃圾填埋场填埋气发电项目 | 上海百川畅银实业有限公司 | 复兴碳投资有限公司 | 70 030 |
| 16 | 广西南宁城市生活垃圾填埋气发电项目 | 广西洁通科技有限公司 | 英国 Biogas Technology Ltd | 44 343 |
| 17 | 沈阳大辛垃圾填埋气发电项目 | 沈阳新新明天再生利用有限公司 | 丹麦碳基金,丹麦外交部 | 100 109 |
| 18 | 山东省莱芜市垃圾填埋场填埋气发电项目 | 山东齐耀新能源有限公司 | 环保桥有限公司 | 24 483 |
| 19 | 厦门市东孚垃圾卫生填埋场填埋气体利用工程 | 厦门丸日新能源有限公司 | 丸红株式会社 | 80 335 |
| 20 | 合肥市龙泉山生活垃圾填埋气发电工程 | 合肥新冠能源开发有限公司 | One Carbon International B.V. | 207 722 |
| 21 | 深圳老虎坑垃圾填埋气回收利用项目 | 深圳市东江利赛再生能源有限公司 | E.ON 气候与可再生能源部 | 86 678 |

（续表）

| 序号 | 项目名称 | 项目业主 | 国外合作方 | 减排量（$tCO_2e$） |
|---|---|---|---|---|
| 22 | 河北省保定市垃圾填埋气发电项目 | 深圳市信能环保科技有限公司 | BKW FMB Energie AG | 32 843 |
| 23 | 南京天井洼垃圾填埋气发电项目 | 南京绿色资源再生工程有限公司 | EcoSecurities Group Ltd.（英国） | 209 066 |
| 24 | 南京市轿子山垃圾填埋气回收利用供热项目 | 南京允生新能源开发有限公司 | CAMCO International Limited（英国） | 87 388 |
| 25 | 北京安定填埋场填埋气收集利用项目 | 北京市二清环卫工程集团有限公司 | 荷兰国际能源系统公司（Energy Systems International，BV） | 79 097 |

## 5.4　趋势与展望

### 5.4.1　"十三五"填埋设施建设规划

《"十三五"全国城镇生活垃圾无害化处理设施建设规划》（以下简称《规划》），对生活垃圾处理设施建设做了更加明确的规划。《规划》对生活垃圾填埋设施的发展要求有：

（1）到 2020 年年底，具备条件的直辖市、计划单列市和省会城市（建成区）实现原生垃圾"零填埋"，建制镇实现生活垃圾无害化处理能力全覆盖。

（2）卫生填埋处理技术作为生活垃圾的最终处置方式，是各地必须具备的保障手段，重点用于填埋焚烧残渣和达到豁免条件的飞灰以及应急使用，剩余库容宜满足该地区 10 年以上的垃圾焚烧残渣及生活垃圾填埋处理要求。

（3）不鼓励建设库容小于 50 万立方米的填埋设施。渗滤液处理设施要与垃圾处理设施同时设计、同时施工、同时投入使用，也可考虑与当地污水处理厂协同处置。

（4）对于渗滤液处理不达标的生活垃圾处理设施，要尽快开展改造工作，未建渗滤液处理设施的要在两年内完成建设；对具有填埋气体收集利用价值的填埋场，开展填埋气体收集利用及再处理工作；对于库容饱和的填埋处理设施，应按照相关要求规范封场。在确保安全环保的前提下，可考虑对库容饱和的填埋场土地开展复合利用。"十三五"期间，预计实施存量治理项目 803 个。

（5）要加强监管能力建设：加强城镇生活垃圾无害化处理设施建设和运营信息统计。加强对卫生填埋场渗滤液渗漏情况、填埋气体排放情况的监测以及填埋场监测井的管理和维护。

以上规划内容，为"十三五"期间我国生活垃圾填埋设施建设提出了明确方向，即生活垃圾卫生填埋场是各地必须具备的保障手段，重点用于填埋焚烧残渣和达到豁免条件的飞灰以及应急使用。

为了落实这些规划目标,《规划》提出,"十三五"期间全国城镇生活垃圾无害化处理设施建设总投资约为 2 518.4 亿元。其中,无害化处理设施建设投资 1 699.3 亿元,收运转运体系建设投资 257.8 亿元,餐厨垃圾专项工程投资 183.5 亿元,存量整治工程投资 241.4 亿元,垃圾分类示范工程投资 94.1 亿元,监管体系建设投资 42.3 亿元。在《规划》的明确指引和大量资金支持下,"十三五"期间我国生活垃圾填埋市场必将迎来新的发展高潮。

### 5.4.2 老填埋场矿化垃圾资源化利用,土地释放受到关注

随着城市固废设施选址难度加大,越来越多的城市建设者将目光投向了老垃圾填埋场。一类是计划对已有稳定化填埋场进行二次土地开发,需要通过勘探确保土地的沉降达到利用要求,通过水、气等监测确保环境质量达标;另一类是开挖矿化垃圾并进行分类利用,同时开展土地可再开发利用。根据相关文献,填埋场封场数年后(一般在 8～15 年以上),垃圾中易降解物质完全或接近完全降解,所形成的垃圾被称为矿化垃圾。分类后的各类物质可再生利用,国内已有城市对此开展了探索,现场异味较小,物料和土地资源再利用率高,有进一步发展的空间。

### 5.4.3 中西部地区填埋气发电市场仍有潜力

在填埋气利用方面,目前主要有填埋气发电和填埋气净化提纯为压缩天然气或液化天然气两种技术模式,均是比较成熟的技术。特别是填埋气发电项目开发成为清洁发展机制项目(CDM),已经成为重要的温室气体减排项目类型。在"十三五"期间,与东部地区相比,中西部地区填埋技术仍然为主要的无害化处理手段,具备一定的填埋气发电市场。

# 第 6 章

# 餐厨垃圾处理

2010 年 7 月,国务院办公厅下发《关于加强地沟油整治和餐厨废弃物管理的意见》（国办发【2010】36 号）文件,严厉打击非法生产销售"地沟油"行为、加强餐厨垃圾的管理,拉开了国内餐厨垃圾治理的帷幕。随后 5 年,财政部和国家发改委陆续明确了 5 批共计 100 个餐厨废弃物资源化利用和无害化处理试点城市,以点带面,推动国内餐厨垃圾治理,国内餐厨垃圾处理行业开始起步。随着 2016 年第一批试点城市的验收和 2017 年全国环保督查工作的开展,各省市餐厨垃圾设施建设进度明显加快,"十三五"期间我国餐厨垃圾处理行业将进入快速发展阶段。

## 6.1 形势与政策

### 6.1.1 "十三五"餐厨垃圾建设投资增幅较大

2016 年 12 月 31 日,《国家发展改革委住房城乡建设部关于印发〈"十三五"全国城镇生活垃圾无害化处理设施建设规划〉的通知》（发改环资[2016]2851 号）发布。《规划》指出,"十三五"末力争新增餐厨垃圾处理能力 3.44 万吨/天,城市基本建立餐厨垃圾回收和再生利用体系,"十三五"期间全国餐厨垃圾处理设施建设投资将达到 183.5 亿元,占全国无害化处理设施建设总投资（2 518.4 亿元）的 7.29％,平均吨建设投资为 53.34 万元/吨。与"十二五"规划相比,餐厨垃圾处理设施建设投资增加了 74.9 亿元,占全国无害化处理设施建设总投资的比例增加了 3.15 个百分点,平均吨投资增加了 17.27 万元/吨。

### 6.1.2 两项餐厨垃圾处理行业标准有新变化

继《餐厨垃圾处理技术规范》（CJJ184—2012）出台后,2017 年 9 月住房城乡建设部标准定额司又发函（建标工征[2017]135 号）,对由华中科技大学牵头起草的行业标准《餐厨垃圾处理厂运行维护技术规程（征求意见稿）》征求意见,该标准对餐厨垃圾处理厂的运行管理、维护保养、安全管理提出了要求,例如对预处理系统提出"当采用人工分选时粗大杂

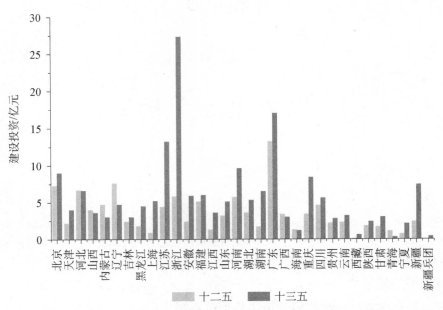

图 6‑1　各省市"十二五"与"十三五"餐厨垃圾处理设施建设投资

质分选率应不小于90％,设备分选的不可生物降解杂质分选率应不小于95％,除砂率应不小于90％,有机物损失率应不大于5％"。另外,由上海市环境工程设计科学研究院有限公司牵头起草的行业标准《有机垃圾生物处理机(报批稿)》也进入报批稿修改阶段。该标准将替代原有的 CJ/T227—2006 标准,一些指标上的要求也更加严格和明确,例如要求减量型的生化处理机 5 日减重率应≥98％。

### 6.1.3　多个城市新出台了餐厨垃圾管理办法

据不完全统计,截至 2017 年 8 月,全国至少已有 96 个省市颁布并实施了餐厨垃圾管理办法,其中自 2016 年 1 月至 2017 年 8 月开始实施餐厨垃圾管理办法的有浙江省和海南省海口市、山东省淄博市、浙江省杭州市、吉林省吉林市、青海省格尔木市、广东省珠海市、山西省太原市、吉林省长春市等 8 个城市。

表 6‑1　2016 年后发布实施餐厨垃圾管理办法的城市

| 序号 | 省市 | 管理办法名称 | 施行时间 |
| --- | --- | --- | --- |
| 1 | 海南省海口市 | 海口市餐厨废弃物管理办法 | 2016.1.25 |
| 2 | 山东省淄博市 | 淄博市餐厨废弃物管理办法 | 2016.3.1 |
| 3 | 浙江省杭州市 | 杭州市餐厨废弃物管理办法 | 2016.4.1 |
| 4 | 吉林省吉林市 | 吉林市餐厨垃圾管理条例 | 2016.7.1 |
| 5 | 青海省格尔木市 | 格尔木市餐厨垃圾管理办法 | 2016.8.2 |

（续表）

| 序号 | 省市 | 管理办法名称 | 施行时间 |
|---|---|---|---|
| 6 | 广东省珠海市 | 珠海经济特区餐厨垃圾管理办法 | 2017.3.10 |
| 7 | 山西省太原市 | 太原市餐厨废弃物管理条例 | 2017.5.1 |
| 8 | 浙江省 | 浙江省餐厨垃圾管理办法 | 2017.7.1 |
| 9 | 吉林省长春市 | 长春市餐厨垃圾管理暂行办法 | 2017.7.15 |

## 6.1.4　两批共 21 个试点城市通过验收

目前,100 个餐厨废弃物资源化利用和无害化处理试点城市中,已有 25 个城市有了明确的验收结果。

2016 年 5 月,国家发改委等发出了《关于开展部分餐厨废弃物资源化利用和无害化处理试点城市终期验收和资金清算的通知》(发改办环资[2016]1157 号),要求试点城市提交自评估报告等材料,然后由第三方机构复核并视情况进行现场抽查,第一批 33 个试点城市中,仅南昌、潍坊、重庆(主城区)、青岛、兰州、银川 6 个城市通过了验收。

2017 年 3 月,国家发展改革委办公厅、财政部办公厅、住房城乡建设部办公厅再次发文,对 2011—2012 年获得三部委同意实施方案且尚未验收的试点城市(已获三部委同意延期验收的试点城市按复函明确的延期时限验收)进行终期验收。已获得三部委同意,方案实施未满 5 年的试点城市,如满足验收条件,也可按本通知要求申请验收。苏州市、西宁市、嘉兴市、南宁市等 15 座试点城市通过了验收,鄂尔多斯市、呼和浩特市、三明市、宁波市(主动申请)等 4 个试点城市予以撤销,如表 6-2 所示。

表 6-2　试点城市验收情况

| 批次 | 已验收城市 | 已撤销城市 | 正在推进城市 |
|---|---|---|---|
| 第一批(33 个城市) | 15 个：北京市(朝阳区)、黑龙江省哈尔滨市、江苏省苏州市、浙江省嘉兴市、江西省南昌市、山东省潍坊市、湖南省衡阳市、广西壮族自治区南宁市、重庆市(主城区)、甘肃省兰州市、宁夏回族自治区银川市、青海省西宁市、大连市、青岛市、深圳市 | 3 个：内蒙古自治区鄂尔多斯市、福建省三明市、宁波市(主动撤销) | 15 个：天津市(津南区)、河北省石家庄市、山西省太原市、辽宁省沈阳市、吉林省白山市、上海市(闵行区)、安徽省合肥市、河南省郑州市、湖北省武汉市、海南省三亚市、四川省成都市、云南省昆明市、贵州省贵阳市、陕西省宝鸡市、新疆维吾尔自治区乌鲁木齐市 |
| 第二批(16 个城市) | 5 个：江苏省常州市、河北省唐山市、山西省大同市、山东省泰安市、湖南省长沙市 | 1 个：内蒙古自治区呼和浩特市 | 10 个：陕西省咸阳市、广西壮族自治区梧州市、黑龙江省牡丹江市、新疆自治区克拉玛依市、湖北省宜昌市、浙江省金华市、云南省丽江市、安徽省芜湖市、贵州省遵义市、吉林省延吉市 |
| 第三、四、五批(51 个城市) | 1 个：山东省聊城市(第四批试点城市) | / | 其余 50 个城市 |

## 6.2 设施建设进展

本文通过中国政府采购网、财政部 PPP 项目库、相关新闻报道等,搜集了截至 2017 年 8 月已有餐厨垃圾管理办法或餐厨垃圾处理能力建设相关信息的 166 个城市(含 100 个餐厨垃圾试点城市)的情况。

### 6.2.1 各省市餐厨垃圾设施建设情况

根据对全国 31 个省市的 166 座城市的不完全统计,截至 2017 年 8 月,餐厨垃圾处理设施(规模≥50 吨/天)处于项目前期的有 36 座,在建设施 54 座,已建成设施 81 座,总计处理设施 171 座,全部建成后处理能力将达到 3.29 万吨/天。除餐厨垃圾试点城市外,非试点城市开展餐厨垃圾处理设施建设项目的也较多。全国累计建设投资超过 162.87 亿元,其中在建项目和前期项目预期建设投入超过 89.52 亿元。统计项目的分布和设施建设情况如表 6-3 所示。

表 6-3 各省市餐厨垃圾处理设施建设进展

| 省市 | 试点城市(区)数量 | 试点外城市(区)数量 | 前期项目 | | 在建项目 | | 建成项目 | | 合计 | |
|---|---|---|---|---|---|---|---|---|---|---|
| | | | 规模/(吨/天) | 数量/座 | 规模/(吨/天) | 数量/座 | 规模/(吨/天) | 数量/座 | 规模/(吨/天) | 数量/座 |
| 北京市 | 1 | 4 | 100 | 1 | 530 | 1 | 800 | 2 | 1 430 | 4 |
| 天津市 | 2 | 1 | 0 | 0 | 300 | 1 | 300 | 1 | 600 | 2 |
| 河北省 | 4 | 4 | 100 | 1 | 200 | 1 | 690 | 3 | 990 | 5 |
| 山西省 | 3 | 1 | 350 | 1 | 100 | 1 | 300 | 2 | 750 | 4 |
| 内蒙古 | 5 | 2 | 50 | 1 | 210 | 2 | 320 | 3 | 580 | 6 |
| 辽宁省 | 2 | 0 | 120 | 1 | 200 | 1 | 400 | 1 | 720 | 3 |
| 吉林省 | 4 | 0 | 350 | 3 | 0 | 0 | 200 | 1 | 550 | 4 |
| 黑龙江省 | 4 | 0 | 150 | 1 | 300 | 2 | 300 | 1 | 750 | 4 |
| 上海市 | 2 | 1 | 300 | 1 | 60 | 1 | 200 | 1 | 560 | 3 |
| 江苏省 | 5 | 9 | 460 | 3 | 535 | 5 | 1 375 | 7 | 2 370 | 15 |
| 浙江省 | 6 | 6 | 615 | 3 | 1 750 | 6 | 1 630 | 7 | 3 995 | 16 |
| 安徽省 | 4 | 3 | 0 | 0 | 400 | 2 | 600 | 4 | 1 000 | 6 |
| 福建省 | 2 | 4 | 750 | 2 | 825 | 3 | 725 | 2 | 2 300 | 7 |
| 江西省 | 2 | 3 | 300 | 2 | 0 | 0 | 200 | 1 | 500 | 3 |
| 山东省 | 6 | 6 | 0 | 0 | 100 | 1 | 1 750 | 11 | 1 850 | 12 |

（续表）

| 省市 | 试点城市（区）数量 | 试点外城市（区）数量 | 前期项目 | | 在建项目 | | 建成项目 | | 合计 | |
|---|---|---|---|---|---|---|---|---|---|---|
| | | | 规模/（吨/天） | 数量/座 | 规模/（吨/天） | 数量/座 | 规模/（吨/天） | 数量/座 | 规模/（吨/天） | 数量/座 |
| 河南省 | 3 | 0 | 150 | 2 | 650 | 2 | 200 | 1 | 1 000 | 5 |
| 湖北省 | 5 | 3 | 0 | 0 | 550 | 4 | 650 | 4 | 1 200 | 8 |
| 湖南省 | 5 | 2 | 215 | 2 | 500 | 3 | 635 | 2 | 1 350 | 7 |
| 广东省 | 4 | 2 | 300 | 1 | 1 230 | 5 | 1 630 | 8 | 3 160 | 14 |
| 广西省 | 2 | 2 | 250 | 2 | 0 | 0 | 222 | 1 | 472 | 3 |
| 海南省 | 1 | 1 | 0 | 0 | 200 | 1 | 100 | 1 | 300 | 2 |
| 重庆市 | 3 | 2 | 500 | 3 | 150 | 1 | 1 000 | 1 | 1 650 | 5 |
| 四川省 | 3 | 4 | 200 | 1 | 700 | 3 | 600 | 3 | 1 500 | 7 |
| 贵州省 | 4 | 1 | 50 | 1 | 55 | 1 | 385 | 3 | 490 | 5 |
| 云南省 | 3 | 0 | 0 | 0 | 75 | 1 | 250 | 2 | 325 | 3 |
| 西藏 | 1 | 0 | 0 | 0 | 80 | 1 | 0 | 0 | 80 | 1 |
| 陕西省 | 5 | 1 | 200 | 2 | 420 | 3 | 200 | 1 | 820 | 6 |
| 甘肃省 | 3 | 1 | 135 | 1 | 0 | 0 | 200 | 1 | 335 | 2 |
| 青海省 | 1 | 2 | 0 | 0 | 0 | 0 | 250 | 2 | 250 | 2 |
| 宁夏回族自治区 | 3 | 1 | 70 | 1 | 0 | 0 | 260 | 2 | 330 | 3 |
| 新疆 | 3 | 1 | 0 | 0 | 150 | 2 | 550 | 2 | 700 | 4 |
| 全国 | 100 | 66 | 5 715 | 36 | 10 270 | 54 | 16 922 | 81 | 32 907 | 171 |

## 6.2.2　各批次试点城市建设进展

根据不完全统计，目前各试点城市都在大力推进餐厨垃圾处理设施建设（见表 6 - 4、图 6 - 2），已建成的处理设施有 67 座，在建设施 34 座，前期项目 20 座，累计投资超过 119.13 亿元。

表 6 - 4　不同批次餐厨垃圾处理试点城市设施建设进展

| 试点批次 | 试点城市数量 | 前期项目 | | | 在建项目 | | | 建成项目 | | |
|---|---|---|---|---|---|---|---|---|---|---|
| | | 规模/（吨/天） | 数量/座 | 建设投资/亿元 | 规模/（吨/天） | 数量/座 | 建设投资/亿元 | 规模/（吨/天） | 数量/座 | 建设投资/亿元 |
| 第一批 | 33 | 1 035 | 6 | 7.55 | 2 820 | 11 | 11.54 | 9 572 | 38 | 34.58 |
| 第二批 | 16 | 300 | 3 | 2.60 | 250 | 3 | 1.20 | 1 885 | 11 | 10.71 |
| 第三批 | 17 | 350 | 2 | 2.51 | 1 040 | 8 | 6.98 | 1 440 | 8 | 10.41 |

（续表）

| 试点批次 | 试点城市数量 | 前期项目 | | | 在建项目 | | | 建成项目 | | |
|---|---|---|---|---|---|---|---|---|---|---|
| | | 规模/(吨/天) | 数量/座 | 建设投资/亿元 | 规模/(吨/天) | 数量/座 | 建设投资/亿元 | 规模/(吨/天) | 数量/座 | 建设投资/亿元 |
| 第四批 | 17 | 770 | 4 | 4.97 | 1 220 | 7 | 7.74 | 580 | 4 | 3.24 |
| 第五批 | 17 | 800 | 5 | 3.65 | 980 | 5 | 5.42 | 1 250 | 6 | 6.04 |
| 合计 | 100 | 3 255 | 20 | 21.28 | 6 310 | 34 | 32.87 | 14 727 | 67 | 64.98 |

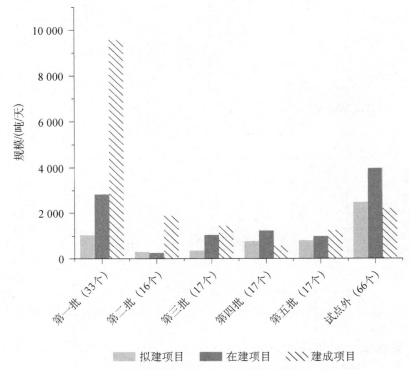

图6‑2　各批次试点城市餐厨垃圾处理设施建设进展情况

## 6.2.3　政府和社会资本合作(PPP)项目情况

根据对财政部政府和社会资本合作中心项目库信息的梳理,有51个餐厨或厨余项目入库,其中识别阶段20个、准备阶段11个、采购阶段5个、执行阶段15个,项目总规模超过0.8万吨/天,项目总金额达58.55亿元。入库项目采用的模式以"建设‑经营‑转让(BOT)"模式为主,另外还有少量项目采取了"建设‑拥有‑经营(BOO)"、"设计‑建设‑融资‑运营‑转让(DBFOT)"、"移交‑经营‑移交(TOT)"、"重构‑运营‑移交(ROT)"和政府少量投资的模式。

### 6.2.4　2016 年后设施建设情况

"十二五"后期开始,国内餐厨垃圾处理设施建设进入了高速发展期。2016 年及之后建成的餐厨垃圾处理设施 27 座、在建 54 座、拟建 37 座,总处理能力 2.13 万吨,在能力和数量上较 2016 年之前建成的处理设施翻番。

在 2016 年及之后建成、在建、拟建的设施(见图 6-3)中:已知处理工艺的设施有 114 座,以厌氧发酵为主体的处理设施占比 95.61%,只有 5 座没有采用厌氧发酵工艺;建成项目规模多数在 200 吨/天左右,但拟建、在建项目中出现了不少规模在 100 吨/天左右的设施,总体上规模不超过 100 吨/天的占比 39.82%,不低于 200 吨/天的占比 44.25%,建设规模基本上与餐厨垃圾的收集水平和处理处理水平直接相关;所有设施平均建设投资约 55.91 万元/吨,与全国"十三五"规划中 53.34 万元/吨的投资水平基本一致。

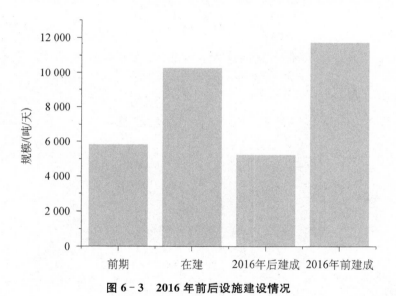

图 6-3　2016 年前后设施建设情况

### 6.2.5　市场竞争格局

根据 E20 研究院报告,2011—2016 年我国 30 家从事餐厨垃圾处理企业中,重资产环境集团 9 家,系统解决方案提供商 16 家。深圳市朗坤环保股份有限公司(3 930 吨/天)和启迪桑德环境资源股份有限公司(3 780 吨/天)投运能力遥遥领先,北京控股有限公司(1 650 吨/天)排名第三;在餐厨垃圾系统解决方案提供商中,处理规模排名前五位的依次为普拉克环保系统(北京)有限公司、宁波开成生态技术有限公司、北京时代桃源环境科技有限公司、青岛天人环境股份有限公司、北京洁绿科技发展有限公司,处理总规模均在 1 500 吨/天以上。投运能力排名前八的处理企业如图 6-4 所示,规模排名前十的系统解决方案提供商如图 6-5 所示。

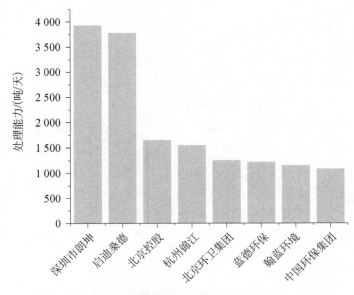

图 6-4　投运能力排名前八的处理企业

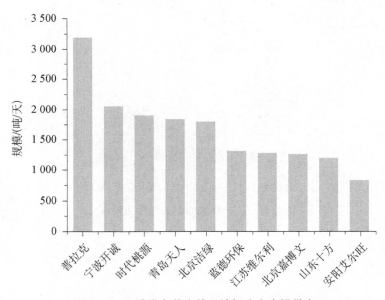

图 6-5　规模排名前十的系统解决方案提供商

## 6.3　趋势与展望

### 6.3.1　餐厨垃圾收运处一体化运营管理模式被各地广泛采用

相对将餐厨垃圾收运体系和处理体系拆分给不同主体建设运营而言,收运处一体化运营模式的责任边界更清晰、管理需求更明确,物料品质和物料接收等环节更容易协调一致,因此应用越来越普遍。根据对已知财政补贴情况的 60 个项目的统计,收运处由企业一体化运营的项目有 46 个,占比 76.67%。

## 6.3.2　餐厨垃圾厌氧产沼"一头一尾"共性问题尚需有效解决方案

目前,国内餐厨垃圾处理设施绝大多数采用厌氧工艺,"一头一尾"的共性技术问题日益凸显。前端方面,国内餐厨垃圾含杂率多数在 10%~30%,导致预处理难度大、浆液中细小杂质多、厌氧罐中有浮渣和底渣。目前很多地区正通过出台管理制度以收运处一体化运营保障原料纯度,有一定的效果。末端方面,湿法厌氧沼液的产量一般接近甚至超过原生垃圾的输入量,同时会产生大量沼渣,二次污染物处理压力大;目前有企业试图通过固液分离后固体堆肥,利用沼液生产液态肥,将沼渣制成垃圾衍生燃料(RDF)、干法厌氧等方式解决末端二次污染的问题,但成功案例较少。

## 6.3.3　餐厨垃圾源头就地处理技术在公共机构得到了初步应用

作为餐厨垃圾集中处理能力的有效补充,餐厨垃圾就地处理技术近年来在各地也得到了一定程度的应用。根据中国政府采购网 2016 年以来的中标公告,各地餐厨垃圾就地处理项目至少有 59 项,应用较多的省市有浙江、北京、广东、广西、江苏、上海、河南等,其中已明确在党政机关、企事业单位使用的项目有 31 项。

2017 年 6 月发布的《关于推进党政机关等公共机构生活垃圾分类工作的通知》(国管节能〔2017〕180 号)中,"鼓励日就餐人数 1 000 人以上的单位安装餐厨垃圾就地资源化处理设备",未来几年餐厨垃圾源头就地处理能力可能会迅速提升。

## 6.3.4　餐厨垃圾与生活污泥协同处理技术工程化应用案例增多

餐厨垃圾中易降解有机物含量较高、降解较快,降解过程中产生的挥发性锻炼脂肪酸(VFAs)可能会对产甲烷菌造成毒性抑制;污泥中蛋白质含量较高,蛋白质降解过程中产生的氨氮也会对厌氧过程产生抑制作用。将餐厨垃圾与污泥协同处理,可以起到调理物料、稳定 pH、缩短污泥发酵时间等作用,因此很多文献中都报道了实验室研究。2013 年,湖北襄阳国新天汇能源有限公司研制成功了国内第一套餐厨垃圾与污泥协同处理系统;2014 年,长沙污泥集中处置工程(污泥 434 吨/天、餐厨 66 吨/天)试运行;2016 年,重庆黑石子餐厨垃圾处理厂扩建工程投运,实现了餐厨垃圾(1 000 吨/天)、果蔬垃圾(400 吨/天)和市政污泥(300 吨/天)联合厌氧消化;2016 年,镇江市餐厨废弃物及生活污泥协同处理项目(餐厨 140 吨/天、污泥 120 吨/天)投入运行,餐厨垃圾与生活污泥协同处理技术的工程化案例数量增多。

## 6.3.5　餐厨垃圾处理的多层次、高附加值利用技术有待进一步挖掘

目前,我国很多餐厨垃圾处理设施处理技术较为单一,缺少盈利点(多数厌氧产沼项

目不能实现发电上网),基本靠财政补贴维持正常运营,当财政补贴不足以保证企业盈利时,设施的运行水平很难得到保证。在餐厨垃圾处理产业发展初期,政府财政资金的适度介入对推动产业发展有显著意义,但长期完全依靠财政补贴托底,将会造成巨大的财政压力(收运处全过程的财政补贴目前一般约 200～250 元/吨,部分项目后期价格还会上调),进而限制产业的可持续发展。餐厨垃圾处理产业的兴起离不开资源化利用的初衷,对餐厨垃圾进行高效资源化利用的技术有待进一步挖掘和支持。

# 第7章

# 环 卫 一 体 化

2013年以前,我国大部分地区由当地政府主要承担市容环卫作业任务。2013年十八届三中全会后,环卫行业"市场化"大门逐渐打开,政府角色也从"运营方"向"考核方"转化;随着大型环保企业和资本的进入,PPP模式引入环卫领域,政府逐步将前端垃圾清扫保洁、垃圾收运、中转站建设、后端处理处置环节等传统项目部分或全部打包纳入"环卫一体化"项目,环卫行业进入PPP模式下的环卫一体化时代。随着环卫市场竞争的白热化,受餐厨垃圾、低价值可回收物等细分市场项目的现实需求影响,"环卫一体化"的内涵将更加丰富,在未来一段时间内将成为"环卫市场化"发展趋势之一。

## 7.1 形势与政策

### 7.1.1 政策密集出台,助推环卫一体化发展

近年来,政府积极顺应环卫行业发展趋势,出台一系列政策助推环卫市场化发展。

(1) 深化PPP模式在环卫行业的发展。2016年,国家发改委、住房和城乡建设部发布《关于开展重大市政工程领域政府和社会资本合作(PPP)创新工作的通知》(发改投资〔2016〕2068号),要求深化中小城市以及市政领域相关行业的PPP创新工作。2017年,国家发改委、住房和城乡建设部在2068号文的基础上发布《关于进一步做好重大市政工程领域政府和社会资本合作(PPP)创新工作的通知》,制定了"重大市政工程领域PPP创新工作重点城市名单",推进PPP创新工作。

(2) 开放民间资本进入环卫行业。财政部2016年发布了《关于在公共服务领域深入推进政府和社会资本合作工作的通知(财金〔2016〕90号)》,提出在垃圾处理领域开展"强制"试点,同时强调效率原则:首先鼓励同等条件下优先选择民营资本,促进民间投资;其次确保公共资金、资产和资源优先用于提升公共服务的质量和水平。

以上文件的出台,为环卫市场化的进一步纵深推进注入新的推进剂。

### 7.1.2 环卫市场化项目快速放量,合同金额与年限逐渐提升

(1) 年服务金额超过千万元市场化项目增多。2015 年在环卫领域,年服务金额超过千万元的新签环卫市场化项目只有 256 个。随着政策扶持和大量资本的涌入,2016 年超千万元新签市场化项目上升至 540 个。2017 年 1～7 月份超千万元新签项目已达 324 个。

(2) 长期限项目增多。2015 年全国合同期 5 年以上(含 5 年)的环卫市场化项目数量为 305 个,2016 年全国合同期 5 年以上(含 5 年)的环卫市场化项目数量为 561 个,2017 年 1—7 月份全国合同期 5 年以上(含 5 年)的环卫市场化项目数量则达到了 678 个。

(3) "环卫一体化"合同金额超过 10 亿元项目增多。2015 年在环卫领域,没有合同总金额超过 10 亿元的新签"一体化"项目。2016 年合同金额超过 10 亿元的新签项目有 12 个。2017 年 1～7 月份超 10 亿元的新签项目已达 11 个,如表 7 - 1 所示。

表 7 - 1　2015—2017 年环卫市场化项目金额统计

| 项目<br>年度 | 年服务金<br>超亿项目 | 年服务金<br>超千万项目 | 合同额<br>超亿项目 | 合同期五年<br>以上的项目 |
|---|---|---|---|---|
| 2015 年 | 2 | 256 | 73 | 305 |
| 2016 年 | 7 | 540 | 140 | 561 |
| 2017 年(1～7 月) | 5 | 324 | 102 | 678 |

### 7.1.3 服务模式已进入"一体化"时代

从引入"PPP 模式"的环卫市场发展来看,目前环卫行业服务已从"街道清扫阶段"转而向"环卫一体化承包企业阶段"发展,并最终定位于"城乡环境运营商阶段"。从 2016、2017 年新签订的环卫一体化项目来看,政府将道路清扫、城市保洁、公厕运营、垃圾收运等多环节捆绑打包进入 PPP 项目服务内容已成常态。本章总结了截至目前全国环卫行业合同金额超过 10 亿的环卫一体化项目(见表 7 - 2),可以看出,合同金额大幅上涨的主要原因就是招标中政府对企业服务内容的要求增加,除传统环卫服务项目涵盖的"道路清扫、垃圾收运"之外,垃圾中转站新建、环卫车辆购置、河道湿地管养维护、河道口日常清淤等新的内容也被纳入合同项目。

## 7.2　市场分析

### 7.2.1　国内环卫一体化市场需求巨大

近年来,随着我国城镇化进程不断推进,基础设施建设逐步完善,城市对于清扫保洁的需求也在不断扩大。仅环卫服务一块,2016 年全国城市道路清扫面积 79.5 亿平方米,

表 7 - 2 合同金额超过 10 亿元的环卫一体化项目统计

| 序号 | 项目名称 | 中标单位 | 合同金额 | 合同年限 | 项 目 内 容 |
|---|---|---|---|---|---|
| 1 | 云南昆明官渡环卫一体化 PPP 项目 | 侨银环保科技股份有限公司 | 66.87 亿元 | 20 年 | 道路清扫保洁,总面积约 2 106 万平方米;垃圾收集清运及日处理垃圾量为 1 300 吨;公厕运营管理维护,其中新建 117 座,改造 90 座;运营维护 229 座,树木管养约 10.9 万株;河道湿地管养约,总面积约 563 万平方米;河道口日常清淤约 3.3 万立方米;景观亮化管理维护 16 处;车辆、船只设备更新维护,合计 266 辆 |
| 2 | 海口市龙华区环卫一体化 PPP 项目 | 福建龙马环卫装备股份有限公司 | 35.1 亿元 | 15 年 | 总面积约 1 681 万平方米,其中主次干道与街巷路面面积约为 1 533 万平方米,绿化带面积约为 148 万平方米;龙华辖区范围内的运营管理 40 座固定公共厕所;配套设施运营设备的配置、更新与管理 |
| 3 | 海口市美兰区环卫一体化 PPP 项目 | 北京环境卫生工程集团有限公司 | 34 亿元 | 15 年 | 总面积约为 1 820 万平方米,其中主次干道与街巷路面面积约为 1 613 万平方米,绿化带面积约为 207 万平方米;将辖区范围内的生活垃圾收集并运输至二级转运站或直至垃圾终端处理厂(场),垃圾清运量约为 620 吨/天;美兰区范围内全部固定公共厕所的运营管理,目前为 30 座环卫机械化作业所需;生活垃圾清扫、冲洗、洒水、冲洗和垃圾清运车辆的配置、更新、维护及日常管理;机械化清扫率 2016 年达到 60% |
| 4 | 海口市秀英区环卫一体化 PPP 项目 | 深圳市玉禾田物业清洁管理有限公司 | 32.92 亿元 | 15 年 | 现有道路及公共区域清扫保洁总面积约 1 912.5 万平方米,其中市政主次干道与小街小巷面积约 1 248.5 万平方米,园林绿地面积约 364 万平方米,拟新增新增面积约 300 万平方米;项目辖区内"三无小区"共计 75 个,清扫保洁面积约 200 万平方米;将项目日常垃圾范围内的生活垃圾(不含餐厨垃圾、医疗废弃物等)收集并全密封运输至二级转运站或直接运至垃圾终端处理厂(场),生活垃圾清运量约为 500 吨/天;海口市秀英区辖区范围内 8 座公共厕所的运营管理 |
| 5 | 成都崇州市城乡一体化 PPP 项目 | 北京环境卫生工程集团有限公司 | 27.81 亿元 | 30 年 | 前期实现崇州市城区及 8 个乡镇现有建成区及公路内的环卫一体化,逐步实现全域一体化。服务内容为:道路清扫保洁、绿地养护保洁、水域河道养护、生活垃圾清运、公厕运维改造、广场和人行道修补,重大活动应急保障、生活垃圾处理投资运营维护 |
| 6 | 北京市平谷区环卫一体化 PPP 项目 | 北京环境卫生工程集团有限公司 | 26.59 亿元 | 30 年 | 清扫保洁道路、清运医疗垃圾、厨余垃圾、粪便、渗滤液、运营维护城区 47 座公厕,以及防汛融雪、环卫应急抢险,重大活动环境服务保障任务 |

（续表）

| 序号 | 项目名称 | 中标单位 | 合同金额 | 合同年限 | 项目内容 |
|---|---|---|---|---|---|
| 7 | 安徽省阜阳市太和县城乡生活垃圾治理PPP项目 | 劲旅环境科技有限公司 | 20.32亿元 | 15年 | 生活垃圾保洁及转运服务、重要路段路肩除草绿化带及绿化保洁等服务；太和县城区市政道路的清扫保洁及垃圾清运600平米，占地面积约7 000平米的一座环卫基地的建设；县城建成区市政道路的清扫保洁及垃圾清运 |
| 8 | 内蒙古通辽市科尔沁区环卫一体化PPP项目 | 启迪桑德环境资源股份有限公司 | 19.58亿元 | 30年 | 全区244万平方米硬化道路、31万平方米公园广场、185万平方米绿化带、89万平方米的清扫保洁工作；科尔沁区每天约450吨垃圾的收集转运工作。水冲公厕数量46座、旱厕公厕数量103座、移动公厕数量17座的日常管理维护工作 |
| 9 | 贵州省贵阳市云岩区环卫一体化PPP项目 | 北京环卫集团工程有限公司 | 17.85亿元 | 10年 | 辖区内各级道路的综合清扫保洁（道路面积7 548 253.406平方米，另有预留面积50万平方米）、每日1 000吨城市生活垃圾的收运转运服务（含36座转运站维护及运营和设备更新） |
| 10 | 安徽省阜阳市临泉县村镇生活垃圾治理PPP项目 | 安徽国祯集团股份有限公司 | 16.56亿元 | 15年 | 总面积约为1 830平方公里范围内所辖的公共服务设施的生活垃圾保洁及转运服务，以及对生活垃圾转运至终端垃圾焚烧电厂 |
| 11 | 河南安阳市清丰县城乡一体化PPP项目 | 北京环卫生工程集团有限公司 | 13.72亿元 | 25年 | 全县503个行政村（含乡村道路，不含国道、省道及县道）的道路清洁、垃圾清运、中转站及公厕运维 |
| 12 | 江苏省宿迁市区环卫保洁PPP项目 | 北京环境卫生工程集团有限公司 | 13.35亿元 | 16年 | 以道路保洁、绿化带保洁、绿地保洁、水面保洁、生活垃圾收运以及公厕运维管理为主，未来政府方可根据运营情况拓展项目范围内容，如有机生物处理、生活垃圾填埋等 |
| 13 | 山东省淄博市博山区城乡环卫一体化项目 | 启迪桑德环境资源股份有限公司 | 12.50亿元 | 30年 | 环卫设备设施投资运营：道路清扫保洁及垃圾收集转运车辆、垃圾桶（箱）、中转站等；城区及农村镇的生活垃圾收集、清运、转运至淄博市博山区生活垃圾在市内垃圾发电厂处理；城区内现有公共厕所日常维护管理；村镇垃圾清运及保洁工作；城区除雪；对城区污水管网每年清淤两次 |

（续表）

| 序号 | 项目名称 | 中标单位 | 合同金额 | 合同年限 | 项 目 内 容 |
|---|---|---|---|---|---|
| 14 | 江苏省南通市海安县环卫业务市场化长效管理项目 | 中国天楹股份有限公司 | 12.08 亿元 | 30 年 | 环卫作业服务及垃圾分类工作，其中垃圾分类工作包括建设配置各类垃圾分类收集设施，建立各类垃圾分类收运体系，结合实际实施垃圾二次分拣，建立多渠道垃圾收运途径以及各类垃圾的末端分类处置等 |
| 15 | 内蒙古呼和浩特市赛罕区环卫一体化项目 | 北控水务（中国）投资有限公司 | 11.55 亿元 | 25 年 | |
| 16 | 内蒙古乌海市乌达区城乡环卫一体化 PPP 项目 | 启迪桑德环境资源股份有限公司 | 11.53 亿元 | 30 年 | 70 座水冲环保型公共厕所的建设及运营；30 座垃圾中转站的建设及运营；垃圾收集转运；覆盖城乡范围内的整体道路的清扫保洁，总面积约 264 万平方米；全区范围内生态绿化带保洁，总面积 182 万平方米；5 座中转站的运营（1.5 米以下）；负责乌海市乌达区城区 259 座公共厕所（250 座旱厕，9 座水厕）的日常维护、管理；城区及农村 250 座旱厕的清掏作业；4 座垃圾填埋场的运营，其中生活垃圾无害化处理场 1 座，简易填埋场 2 座，建筑垃圾处理场 1 座 |
| 17 | 湖南省永州市道县城乡环境卫生一体化建设 PPP 项目 | 启迪桑德环境资源股份有限公司 | 11.32 亿元 | 28 年 | 新建垃圾中转站暂定 20 个；新建垃圾亭暂定 4 175 座；新建、改建厕所暂定 36 座；新建、改建环卫设备暂定 465 台（套）。道县的城区卫生设施及管理用房总建筑面积 49 450 平方米；城区垃圾收集转运；农村垃圾收集清运；城区道路主次道路保洁；背街小巷保洁；城区公厕保洁；城区河道保洁等 |
| 18 | 内蒙古通辽市科尔沁区镇村生活垃圾综合整治项目 | 启迪桑德环境资源股份有限公司 | 10.56 亿元 | 30 年 | 按照通辽市科尔沁区镇村生活垃圾综合整治项目建设标准建设生活垃圾中转站 23 座。垃圾桶按 10 户/个为标准配备生活垃圾桶 1 辆；考虑满足各村、镇居民生活垃圾的收集工作，配为每个行政村配备生活垃圾收集车 1 辆；考虑满足各村、镇居民生活垃圾的收集工作，配置后挂挂桶式垃圾压缩车 |

以道路清扫费用 10 元/(平方米·年)计算[行业平均道路清扫价格在 8~12 元/(平方米·年)],每年全国城市道路清扫市场空间约为 795 亿元。2016 年,全国城市生活垃圾清运量为 2.03 亿吨,以垃圾清运费用 75 元/吨计算,每年全国城市生活垃圾清运市场空间约为 152.3 亿元。两者合计达到 947.3 亿元。此外,2016 年全国县城道路清扫保洁面积 25.1 亿平方米,垃圾清运量 0.66 亿吨,以同等单位服务价格测算,市场规模分别为 251 亿元和 50 亿元,合计为 301 亿元。因此,2016 年全国城市及县城环卫整体市场规模已达到 1 248.3 亿元,较 2015 年的 1 163 亿元增长 7.3%。此外,考虑城乡公共服务均等化下各地逐渐推动城乡环卫一体化,乡镇道路清扫保洁市场也有不小的规模(截至 2016 年年底,乡镇铺装道路面积 29.8 亿平方米)。尤其是城镇化加快带来更大清扫面积及更高垃圾清运量、环卫标准提升带来单位服务价格上升,环卫市场将进一步扩大,有望在 2020 年突破 2 000 亿元。

根据《2016 年全国版环卫招标年报》,2016 年我国环卫服务市场招标合同每年服务金额为 244 亿元,则可以大致计算出目前环卫市场化程度仅为 244/1 248.3=20%,若将已经全面市场化的北京、上海、深圳三地剔除(三地合计市场规模 120~150 亿/年),则环卫市场化率仅 10%左右。对比美国 65%的市场化率,目前中国环卫服务空间巨大。如果到 2020 年,中国也能实现 60%的市场化率的话,则年服务金额可达近千亿,环卫一体化行业一片蓝海。

### 7.2.2 行业龙头逐渐集中,中小企业面临洗牌

"十二五"期间,由于环卫服务在国内大多城市尚未实现市场化,环卫运营服务市场总体呈现"小、散、乱"的现状。进入"十三五"后,随着"PPP"模式的发展,大型企业依靠资本、人员和技术优势快速占据市场,行业单位、承担业务范围也逐步集中。根据《2016 全

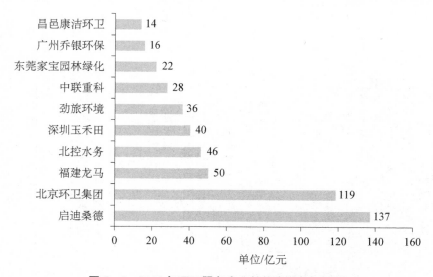

图 7 - 1　2016 年环卫服务企业签约合同额"十强"

国环卫招标市场年报》的数据,2016 年环卫行业新签环卫市场化项目合同总额达到 829 亿。其中,启迪桑德、北京环卫、北控水务和龙马环卫新签项目合同额位列前四位,也是仅有的 4 家环卫服务合同总金额超过 45 亿元的企业。另外,启迪桑德、北京环卫集团、福建龙马环卫、北控水务、深圳玉禾田、劲旅环境、中联重科、东莞家宝园林绿化、广州侨银环保、昌邑康洁环卫等十强合同额合计约占全行业的 60%。

"PPP"模式的发展使得大型企业吃掉了大部分新签环卫一体化的大项目,甚至也蚕食了原本属于中小环卫企业的老项目。未来环卫一体化领域留给中小环卫企业的生存空间会越来越小,市场大整合的趋势已不可避免。

### 7.2.3　环卫市场重新整合,四类环卫一体化公司类型逐步成型

环卫行业正处于高速成长期,高达千亿级的市场容量已经越来越被环保企业所重视。环卫领域目前处于跑马圈地阶段,从事环卫一体化的主体企业主要由以下 4 个种类转型而来:

类型一:从保洁、绿化等市政服务业务逐步发展起来的专业环卫公司。诸如新安洁、玉禾田、广州侨银等。这类公司拥有丰富的项目经验和较强的管理运营能力,对于作业模式更加熟悉,并且扎根行业多年,从门槛低、竞争激烈的保洁服务中脱颖而出,获得客户的认可,具有一定的品牌效应。

类型二:向产业链上游延伸的固废垃圾处理、水处理领域龙头公司。诸如启迪桑德、北控水务等,属于终端处理企业,在各自领域做大做强,资本规模、品牌效应较强,稳定的客户资源也助于其迅速扩张,可以通过打包处理环卫项目迅速提升市场份额。

类型三:向产业链下游延伸的环卫装备生产龙头企业。目前环卫设备龙头企业中联重科、龙马环卫均切入本行业,他们在环卫设备领域的市占率较高,拥有广泛的环卫领域客户资源。本身生产环卫设备,解决了环卫服务中的机械设备问题,以服务带动产品销售,借助之前建立的覆盖全国的设备销售网络,延伸产业链条。由于市场化之前,环卫设备销售对象主要是政府,而市场化打开后,可以迅速实现客户复制。

类型四:大型城市环卫主管部门改制转化而来的地方国有环卫企业。诸如北京环卫、昌邑康洁等,这些企业拥有很强的业务资质,项目管理和运营经验丰富,且背靠政府,拥有较强的客户资源,拿单能力较强,资本实力较为雄厚。

## 7.3　趋势与展望

### 7.3.1　考核机制逐渐完善,市场呼吁第三方监管

政府购买服务模式下,环卫服务合同也强调绩效,不过考核较为宽松,通俗地说是"60分万岁"。但以"PPP模式"的环卫一体化项目,必须严格遵从财政部有关可用性付费和绩效付费的要求,体现很强的绩效约束。比如,财政部第三批示范项目"山东省德州市武城

县城乡环卫一体化保洁服务项目"中,环卫作业运营维护共设置三级 24 个绩效考核指标,分别从基础管理、环卫质量标准、垃圾收集标准、垃圾运输及转运标准、社会满意度 5 个方面设置。愈加细致的项目考核办法对于在人员、技术上有所欠缺的政府管理部门存在不小困难。因此在实际操作过程中出现不少问题:首先是作业质量好坏难以核实,政府考核人员与企业作业人员数量的悬殊,使得考核工作不可能面面俱到;其次是政府监管方式落伍,不断提倡环卫作业机械化、现代化,机扫车洒水车"争相斗艳",考核方式却还停在市场化改革之前的模式上。"环卫一体化"的出现倒逼管理部门吸纳第三方监管力量,监管服务质量。引入第三方监管企业,在环卫一体化作业中充当"审计"角色,能够有效"查漏补缺",填补政府监管的漏洞。

### 7.3.2 "智慧环卫"将成为环卫一体化服务"智慧化、科技化、信息化"的助推器

虽然我国环卫市场空间巨大,但仍难掩目前行业的诸多困境:车辆设备多,日常运营监管难;人员多而分散,日常管理难;基础设施遍布各街道,实时管理难;作业面广点多,监督考核难。"人多、面广、事杂"是其显著特点,如何配置众多的环卫资源,让它们优化组合备受关注。

"智慧环卫"概念的提出将有利于提高城市环卫系统运行效率,强化科学性和规范性,实现管理从粗放型到精细型的转变。"智慧环卫"正在成为"互联网+"模式下的新兴领域,市场需求和政策利好成为其快速崛起的助推器,已有不少省市(市、区/县、街道/乡镇三级政府)陆续启动智慧环卫部署。在智慧环卫作为一种新的生产力,以科技为先导、以云平台为依托,不但把智慧垃圾分类、再生资源回收、环卫作业监管等工作有机地串联起来,还推动城市环境综合管理,有利于将整个环卫体系的工作纳入到市场化的运作机制中。

# 第8章

# 生活垃圾处理新技术——热解气化

随着国家对生活垃圾无害化处置率和资源化水平要求逐步提高,在焚烧已成为我国大中型城市生活垃圾处理的主流工艺的背景下,中小城市生活垃圾处理能力存在不足。近年来,热解气化工艺因其处置规模小、资源化率高等特点,作为焚烧的有效补充工艺受到了极大关注。

## 8.1　热解气化工艺概述

### 8.1.1　热解

热解(pyrolysis)是一种古老的工业化生产技术,最早应用于煤的干馏以得到冶炼钢铁的燃料——焦炭,因此在工业上也常称为干馏。斯坦福研究所的 J. Jones 提出的较严格而经典的定义:热解是指在不向反应器内通入氧、水蒸气或加热的一氧化碳的条件下,通过间接加热使含碳有机物发生热化学分解,生成燃料(气体、液体和炭黑)的过程。近十多年来,固体废物热解的研究发展较快,主要在于其相对焚烧具有如下优势:①热解过程将废物中有机物转化成可利用的能量形式,产生燃气、焦油等可储存能源,可根据不同需要加以利用,而焚烧只能利用热能;②热解可以简化污染控制,固废在无氧条件下炉内处于还原性气氛,污染气体产生量较少,存在形式以 $HCl$、$H_2S$ 和 $NH_3$ 为主,$Cr$ 以三价形式存在,毒性较小。

### 8.1.2　气化

气化(gasification)技术是指将固体废物转化为气体燃料的热化学过程,即以固体废物为原料,以空气、氧气、水蒸气等气体或其混合物作为气化剂,在一定温度、压力条件下通过热化学反应将固体废物转化成以可燃性气体为主的合成气($CO$、$H_2$、$CH_4$、$CO_2$ 和少量其他烃类化合物)、半焦、灰和可凝组分(焦油)。气化法不同于燃烧,燃烧过程中需要供给充足的氧,使原料充分燃烧,目的是直接获取热量,燃烧产物主要是 $CO_2$ 和水蒸气等不可再燃烧的烟气。气化过程只供给热化学反应所需的那部分氧气,而尽可能将能量保留在反应后得到的可燃气体中,可燃气经过适当的预处理可制得化学产品、液体燃料或氢气。值得注意的是,气化气是否进行处理会使得气化系统存在本质的区别,如果将产生的气化气进行直接燃烧,这与燃烧没有本质区别,只是把整个氧化过程分成了两步,即两步法燃烧,目前工业上广泛应用的气化工艺多属于此类。

固废气化处理相对热解更有利于高效的能源利用和严格的污染控制。固废热解可制取热解气、焦油和焦炭等产物,大都需要进一步加工才能再利用。对后续产物加工工艺的物料适应性要求较高,所以从完整的工艺上来看,热解工艺流程复杂,设备投资较大,需大规模生产才比较经济。气化法的产品相对单一,后处理系统相对简单,投资较低,既能保证良好的环保效果,又将废物中有机成分转化为燃气,产生的燃气经净化后可用于提纯制甲烷、氢气和 CO 等工业气体,也可作为化工原料用于合成甲醇等化工产品的制取。高热值固体废弃物因含水量低,热解过程中水分蒸发潜热吸收的热量少,吸收的热量可以大部分转化为化学能储存在液体或者气体产品中,较适合采用热解法。而普通生活垃圾中含水量高达 50%,如采用热解,水分蒸发消耗无益能量较高。

## 8.2 形势与政策

### 8.2.1 垃圾焚烧设施规模趋向大型化,中小城市垃圾处理设施短缺

目前,焚烧已成为我国大中型城市生活垃圾处理的主流工艺,由于垃圾产量高、产生区域集中、发电效益显著等,城市垃圾焚烧设施的大型化趋势明显。

根据国家发改委和住房和城乡建设部发布的《"十三五"全国城镇生活垃圾无害化处理设施建设规划》(简称《规划》),要求将生活垃圾无害化处理能力覆盖到建制镇,要求以科技创新为动力,坚持资源化优先,不断提高生活垃圾无害化处理水平。县及县以下城镇由于垃圾产量较小、热值较低等,焚烧的推广应用受到一定限制。根据规划,"十三五"期间全国城镇生活垃圾无害化处理能力新增 50.97 万吨/天,总设施建设投资约 1 699.3 亿元。《规划》同时提出,"不鼓励建设处理规模小于 300 吨/天的焚烧处理设施和库容小于50 万立方米的填埋设施"。在大部分焚烧企业纷纷投资大型设施的背景下,垃圾产量300～500 吨/天以下地区的垃圾无害化处理依靠卫生填埋,中小规模垃圾处理设施存在较大缺口,技术选择也较为单一。

### 8.2.2 环保标准日趋严格,生活垃圾处理污染控制需求提升

我国生活垃圾焚烧经过多年的发展,处理技术装备不断成熟,高标准设施已经达到国际同类设施先进水平,成为我国城市生活垃圾处理的重要方式。为加速焚烧设施落地,缓解"邻避效益"产生,住房和城乡建设部要求到 2020 年底,全国设市城市垃圾焚烧设施全部达到清洁焚烧标准,其中要求重金属与二噁英类的控制指标按环评批复并且不低于《生

活垃圾焚烧污染控制标准》GB118485—2014 规定。尽管如此,重金属与二噁英类物质富集到飞灰中,并未从源头上解决污染物产生。因此在提升焚烧工艺建设、运行管理标准的同时,固废处置行业也在探索可满足小体量垃圾处置需求、投资小、污染排放水平与焚烧技术持平的其他工艺,热解气化工艺有望成为焚烧技术的有效补充,实现生活垃圾清洁、高效的资源化处理。

## 8.3　设施建设进展

目前,我国尚无对热解气化设施进行单独统计的官方数据,本章所涉及的统计数据主要依据政府采购网、PPP 项目库和网络报道。

### 8.3.1　已建成的热解气化典型项目

热解气化工艺在生活垃圾处置上得到了一定应用,建成了一批典型中试/工程项目,表 8-1 列出了部分典型热解气化工艺示范项目,数据来源为网络报道。

表 8-1　我国部分热解气化项目情况

| 序号 | 省份 | 项目名称 | 规模 | 总投资/元 | 投运时间 | 工艺类型 |
|---|---|---|---|---|---|---|
| 1 | 广东 | 惠州垃圾焚烧发电厂 | 150 吨/天×4 | / | 2015 | 加拿大瑞威 CAPS 空气气化＋二燃室 |
| 2 | 广东 | 深圳龙岗 | 100 吨/天×3 | / | 1999 | 加拿大瑞威 CAO 控气气化＋二燃室 |
| 3 | 广东 | 东莞厚街垃圾处理厂 | 150 吨/天×4 | 1.98 亿 | 2010 | 回转炉床气化＋二燃室 |
| 4 | 北京 | 密云垃圾热解气化样板工程 | 100 吨/天 | / | 2017 | 控氧气化 |
| 5 | 安徽 | 和县生活垃圾筛上物热解气化发电项目(在建) | 300 吨/天 | / | 在建 | 固定床热解气化 |
| 6 | 浙江 | 舟山市嵊泗县嵊山镇生活垃圾处置 | 25 吨/天 | / | 2014 | 立式旋转气化＋二燃室 |
| 7 | 河北 | 河北霸州胜芳镇垃圾处理示范项目 | 200 吨/天 | 1.3 亿 | 2016 | 旋转床绝氧热解 |
| 8 | 浙江 | 绍兴"城市生活绿岛"项目 | 100 吨/天×2 | 30 亿 | 2016 | 低温分段管式无氧裂解 |
| 9 | 山东 | 青岛胶南绿茵环保科技有限公司垃圾源可燃物裂解处理项目 | 150 吨/天 | 9 500 | 2015 | 回转窑无氧裂解 |
| 10 | 福建 | 平和县生活垃圾低温无氧裂解处理厂 | 40 吨/天 | / | 2007 | 无氧流化床裂解 |

从产品应用情况来看,主要分为两类,一类为以热解/气化产物(合成气、炭、油)为主要产品,如北京密云垃圾热解气化样板工程、河北霸州胜芳镇垃圾处理示范项目、浙江绍兴"城市生活绿岛"项目等;另一类为热解/气化＋二燃室,配备余热锅炉回收余热产蒸汽发电,如广东惠州垃圾焚烧发电厂、广东东莞厚街垃圾处理厂、浙江舟山市嵊泗县嵊山镇生活垃圾处置项目等。从工艺类型上来看,以控氧气化为主,部分采用绝氧热解,单线处理能力均在 300 吨/天以下。炉型种类有固定床、卧室回转炉、立式旋转炉、旋转床、流化床、分段管式炉等不同形式。

### 8.3.2　已开展热解气化项目

通过政府采购网和 PPP 项目库对"热解""气化"项目进行检索统计,2010—2017 年 8 月底,全国共开展热解/气化招标项目 45 个(部分乡镇设施由市县级政府统一招标),其中 PPP 项目 5 个,其余均为地方政府通过招标采购形式开展;总投资为 925.1 亿元,其中政府采购招标形式支出 915.6 亿元,PPP 项目投入 9.5 亿元;总处置规模为 1 901 吨/天(部分设施规模无法获取),其中 PPP 项目处置规模 1 350 吨。项目具体情况如表 8-2 所示。

1) 各省市项目开展情况

根据政府采购网和 PPP 项目数据库 2010 年至 2017 年 8 月底统计数据,各省市热解气化项目开展数量如图 8-1 所示。由图中可以看到,热解气化项目主要集中在广西、云南、贵州等西南省市,用于处置乡镇生活垃圾。主要由于西南地区属于丘陵地貌,且垃圾产生高度分散、产生密度低,交通相对落后,集中收运处理困难,因而政府采用小型热解气化炉对乡镇生活垃圾进行"分散处置"。

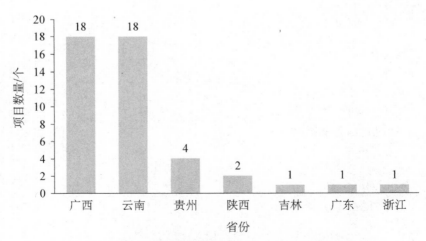

图 8-1　热解气化项目开展数量情况(2010—2017 年 8 月底)

2) 历年项目开展情况

根据政府采购网和 PPP 项目数据库热解气化项目统计数据,历年热解气化项目开展情况如图 8 - 2 所示。图中可以看出,热解气化项目呈现逐年递增趋势(截至 2017 年 8 月底),2013 年以前无项目开展,2016 年热解气化项目呈现爆发式增长至 27 个。

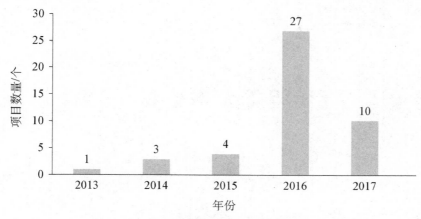

图 8 - 2　历年热解气化项目开展情况

3) 单线设施规模

根据政府采购网和 PPP 项目数据库热解气化项目统计数据,依据条线处置规模对热解气化设施进行了统计,统计结果如图 8 - 3 所示。统计的 45 个项目中,有 16 个项目未获得规模信息,剩余的 29 个项目中共建设设施数量 97 个,其中 10 吨以下规模设施数量 65 个,占比 67.0%;10~60 吨范围设施数量为 26 个,占比 26.8%;100 吨以上设施主要为 PPP 项目,共建设设施 6 个,占比 6.2%。所有设施规模均不超过 300 吨/天,除去 6 个 PPP 项目投资设施在 100 吨以上外,其余设施单线规模均不超过 50 吨/天的小型热解气化设施为主,主要用于乡镇级别的农村生活垃圾处置。

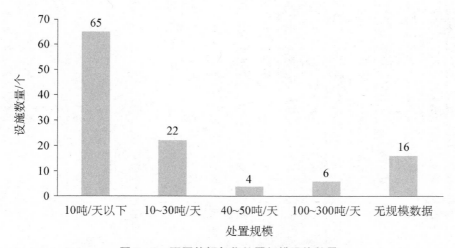

图 8 - 3　不同热解气化处置规模设施数量

表 8－2 乡镇生活垃圾热解气化项目情况

| 序号 | 省份 | 项 目 名 称 | 项目投资/万元 | 规模 | 工艺类型 | 公平时间 |
|---|---|---|---|---|---|---|
| 1 | 云南 | 江城县勐烈镇生活垃圾热解处理工程 | 748.3 | 50 吨/天 | 热解 | 2017 年 7 月 |
| 2 | 广西 | 大化县富氧环流热解气化处理设备采购（重） | 878 | | 热解气化 | 2017 年 7 月 |
| 3 | 广西 | 环江毛南族自治县热解气化处理设备采购与安装 | 1 322.8 | 10 吨/天×8;2 吨/天×10 | 热解气化 | 2017 年 6 月 |
| 4 | 云南 | 金平县勐拉镇垃圾热解气化处理设备采购及附属工程 | 223.28 | / | 热解气化 | 2017 年 5 月 |
| 5 | 陕西 | 勉县金泉镇生活垃圾热解气化处理设备采购项目 | 482.96 | 20 吨/天 | 热解气化 | 2017 年 3 月 |
| 6 | 广西 | 南宁市邕宁区百济镇红星村那娄片区垃圾处理项目（重） | 950 | / | 气化熔融焚烧炉 | 2017 年 3 月 |
| 7 | 广西 | 宁明县桐棉镇垃圾综合处理场－配套设备 | 158.98 | / | 热解 | 2017 年 3 月 |
| 8 | 广西 | 富川瑶族自治县农村生活垃圾热解气化处理设备采购项目 | 1 273.6 | 15 吨/天×8 | 热解气化 | 2017 年 3 月 |
| 9 | 广西 | 横县马山乡片区生活垃圾处理施工程项目 | 249.93 | 15 吨/天 | 热解气化 | 2017 年 1 月 |
| 10 | 云南 | 永胜县期纳镇人民政府垃圾热解处理设备公开招标采购项目 | 157.3 | 1 吨/天×2 | 热解 | 2017 年 1 月 |
| 11 | 广西 | 信都镇农村生活垃圾热解气化设备采购 | 228 | / | 热解气化 | 2016 年 12 月 |
| 12 | 云南 | 石屏县坝心镇 4 吨/天垃圾热解处理示范工程 | 114.6 | 4 吨/天 | 热解 | 2016 年 12 月 |
| 13 | 云南 | 罗平县环境保护局垃圾热解处理设备及附属配套设施采购项目 | 1 759.02 | 2 吨/天×4;4 吨/天×3;6 吨/天×3 | 热解 | 2016 年 12 月 |
| 14 | 广西 | 常乐镇垃圾片区处理中心垃圾热解处理设备采购及安装 | 198.8 | 20 吨/天 | 热解 | 2016 年 12 月 |
| 15 | 云南 | 大湄公河次区域环境保护合作示范项目 | 140.6 | / | 热解 | 2016 年 11 月 |
| 16 | 广西 | 曲樟乡垃圾片区处理中心项目（垃圾热解处理设备采购） | 123.8 | 6 吨/天 | 热解 | 2016 年 11 月 |
| 17 | 云南 | 红河县乐育龙车村传统村落环境综合整治项目 | 153.74 | 1 吨/天 | 热解 | 2016 年 11 月 |
| 18 | 云南 | 红河县乐育尼美村传统村落环境综合整治项目 | 152.87 | 1 吨/天 | 热解 | 2016 年 10 月 |
| 19 | 云南 | 剑川县老君山镇 2 吨/天垃圾热解设备项目 | 65.8 | 2 吨/天 | 热解 | 2016 年 10 月 |

（续表）

| 序号 | 省份 | 项目名称 | 项目投资/万元 | 规模 | 工艺类型 | 公开时间 |
|---|---|---|---|---|---|---|
| 20 | 广西 | 合浦县山口镇垃圾片区处理中心项目 | 398 | 40 吨/天 | 热解 | 2016 年 10 月 |
| 21 | 广西 | 合浦县公馆镇垃圾片区处理中心设备采购 | 198.8 | / | 热解 | 2016 年 10 月 |
| 22 | 广西 | 合浦县白沙镇垃圾片区处理中心设备采购 | 198.8 | / | 热解 | 2016 年 10 月 |
| 23 | 云南 | 勐海县整县推进试点农村环境综合整治项目 | 4 630 000 | / | 热解 | 2016 年 9 月 |
| 24 | 云南 | 鲁甸 6.5 级地震灾后恢复重建农村环境综合整治项目 2d 垃圾热解设备采购 | 2 660 000 | 2 吨/天 | 热解 | 2016 年 8 月 |
| 25 | 云南 | 昭通市昭阳区精准扶贫异地搬迁暨美丽宜居乡乡村垃圾热解处理站设备采购 | 1 850 000 | 1 吨/天×4;2 吨/天×1 | 热解 | 2016 年 8 月 |
| 26 | 广东 | 清新区浸潭镇生活固废物热解气化处理成套设备采购项目 | 480 | 30 吨/天 | 热解气化 | 2016 年 8 月 |
| 27 | 云南 | 罗平县阿岗镇人民政府垃圾热解设备及附属配套设施采购项目 | 700.1 | 2 吨/天×2;6 吨/天×1;8 吨/天×1 | 热解 | 2016 年 6 月 |
| 28 | 云南 | 罗平县大水井乡人民政府垃圾热解设备及附属配套设施采购项目 | 268.5 | 2 吨/天×1;4 吨/天×1 | 热解 | 2016 年 6 月 |
| 29 | 云南 | 罗平县老厂乡人民政府垃圾热解设备及附属配套设施采购项目 | 489 | 2 吨/天×1;4 吨/天×1;6 吨/天×1 | 热解 | 2016 年 6 月 |
| 30 | 云南 | 罗平县钟山乡人民政府垃圾热解设备及附属配套设施采购项目 | 370.1 | 2 吨/天×2;4 吨/天×1 | 热解 | 2016 年 6 月 |
| 31 | 云南 | 洱源县环境保护局垃圾热解处理设备采购 | 125 | 1 吨/天×5 | 热解 | 2016 年 6 月 |
| 32 | 云南 | 芒市农村环境连片整治项目垃圾热解主件设备及附属配套设施采购 | 1 970.46 | 1 吨/天×1;2 吨/天×8;4 吨/天×4;6 吨/天×2 | 热解 | 2016 年 5 月 |
| 33 | 广西 | 钟山县燕塘镇农村生活垃圾热解气化处理炉炉体 | 48 | / | 热解气化 | 2016 年 3 月 |

（续表）

| 序号 | 省份 | 项目名称 | 项目投资/万元 | 规模 | 工艺类型 | 公开时间 |
|---|---|---|---|---|---|---|
| 34 | 广西 | 钟山县燕塘镇农村生活垃圾热解气化场 | 63.3 | / | 热解气化 | 2016年2月 |
| 35 | 广西 | 钟山县清塘镇农村生活垃圾热解气化处理场炉体 | 48 | / | 热解气化 | 2016年2月 |
| 36 | 贵州 | 剑河县南加镇生活垃圾热解气化处理成套设备采购项目 | 233 | / | 热解气化 | 2015年10月 |
| 37 | 贵州 | 剑河县柳川镇生活垃圾热解气化处理成套设备采购项目 | 298 | / | 热解气化 | 2015年10月 |
| 38 | 广西 | 荔浦县蒲芦瑶族乡生活垃圾无害化处理中心工程 | 292.6 | 10吨/天 | 热解气化 | 2015年8月 |
| 39 | 广西 | 灵川县兰田瑶族乡垃圾热解处理站垃圾集中处理设备采购及安装项目 | 95.01 | 10吨/天 | 热解 | 2014年10月 |
| 40 | 广西 | 灵川县兰田瑶族乡垃圾热解处理站项目工程 | 52.63 | / | 热解 | 2014年9月 |
| 41 | 浙江 | 衢州市龙游县生活垃圾热解气化处理项目 | 1.4亿 | 150吨/天×3 | 热解气化 | 2016年10月 |
| 42 | 陕西 | 杨凌垃圾热解处理项目 | 3亿 | 300吨/天×2 | 热解 | 2016年6月 |
| 43 | 贵州 | 黔南州平塘县应用小型垃圾热解气化成套设备处理农村垃圾项目 | 2亿 | 50吨/天×2 | 热解气化 | 2015年4月 |
| 44 | 贵州 | 黔南州独山县生活垃圾热解气化处理及资源化利用工程 | 1.6亿 | 200吨/天 | 热解气化 | 2014年10月 |
| 45 | 吉林 | 双阳区自供能、热解气化处理垃圾再生能源发电 | 1.5亿 | / | 热解气化 | 2013年12月 |

数据来源：1~40来源于政府采购网,41~45来源于PPP项目库

## 8.4　趋势与展望

从统计到的数据来看,目前我国热解气化项目以"小型热解气化＋二燃室"工艺为主,主要用于解决乡镇农村生活垃圾处置问题。该工艺能够较好地解决农村生活垃圾的分散处置,但并未对热解气化产物(热解炭、合成气、热解油)进行二次利用,没有充分发挥热解气化工艺的高资源化率、二次污染小、能源转化效率高等优点。网络报道的热解气化示范工程对热解气化工艺产生的高附加值二次产品进行了不同的应用尝试,工艺上取得了一定的进展,但由于生活垃圾成分复杂,由于杂质等原因导致二次产品加工投入较大,目前尚无成熟的同时经济性较好的热解气化整体工艺。随着国家对生活垃圾资源化水平要求和对污染排放标准的提高,热解气化工艺成为生活垃圾处置的研究热点。未来在政策和技术上有以下发展趋势。

### 8.4.1　热解气化相关标准、政策亟待完善

目前,国家政策和相关标准对热解气化整体工艺并无明确定义,对热解气化工艺尚无全面的评价标准,难以将热解气化与焚烧明显区分,如目前广泛采用的气化＋二燃室工艺,从气化炉内反应条件来看属于气化工艺,而从整体上来看,物料被充分氧化生成炉渣,可燃气经二燃室燃烧后产生以 $CO_2$ 为主的烟气,从产物和能源输出形式与焚烧并无区别,整体上可视为分段焚烧。因此,亟待完善热解气化工艺的定义和规范以区分热解气化与焚烧,便于对热解气化整体工艺进行评价。

目前,国家对大多数热解气化项目并无运行跟踪数据,其运行效果难以评估。尤其是分散在乡镇一级的小型热解气化炉,缺乏在线监测系统,达标排放难以保证。而另一方面,由于热解气化工艺处置规模较小,污染物排放总量远低于大型焚烧设施,且设施较为分散,对环境影响相对于大型焚烧可能相对较小,但具体影响有待系统评估。因此在国家或者行业层面,有必要加强对现行的热解气化项目的运行跟踪,评估运行效果,在政策上提出指导建议。

### 8.4.2　二次产品应用成为热解气化工艺推广的关键问题

生活垃圾在无氧条件下经热解后产生的热解炭含碳量高,可用于制作活性炭、土壤改良剂、复混肥等。但由于生活垃圾成分复杂,热解炭中重金属的杂质含量较高,需二次加工后才能应用。较为可行的方法为在前段对生活垃圾进行前处理,分选出污染源后制成品质较高的 RDF 后,再进行热解产生热解炭。

气化产物尤其纯氧气化产物具有较高的经济附加值,合成气中含有较多的污染成分($焦油、H_2S、NH_3、重金属等$),重整改质和净化后,可依据需求制成不同的终端产品如化工原料、液体燃料、燃气等高附加值产品。能源转化方面,合成气经净化后可直接进入燃气轮机或者内燃机,具有较高的发电效率,结合蒸汽轮机进行联合循环能进一步提高净发

电效率。但是由于生活垃圾成分复杂,需要相对复杂的合成气净化系统对合成气净化以满足燃气轮机或内燃机的要求。合成气净化工艺在技术上具备可行性,经济性为限制该工艺进一步推广的主要因素。因而需要开发一套能够稳定运行、高效、经济性好的针对生活垃圾合成气的净化工艺,以提高垃圾气化合成气品质。

### 8.4.3 气化工艺气化剂的选择有待优化

气化反应常见的气化剂的种类主要为空气、富氧空气、氧气、水蒸气气化。根据不同工艺路线选用的气化剂不同,采用空气,具有较好的经济性,但空气中的氮气降低了燃气热值,影响其进一步的应用价值,但将合成气直接燃烧和发电时,空气气化仍是最佳选择;氧气气化产生的合成气品质较高,由于空分设备耗电率高,投入较大;水蒸气气化能够提高炭转化率、降低焦油等分子产物,同时对二噁英等污染物的生成具有一定的抑制作用,缺点是水蒸气能耗较高,气化反应需要外部热源。气化剂的选择往往需要权衡前端的能量投入和产物附加值,针对不同的目标选择不同的气化剂或多种气化剂的组合,以达到技术和经济性最优化。

### 8.4.4 气化熔融一体化成为提升垃圾资源化的有效方式

气化熔融一体化工艺在生活垃圾无害化、减量化、资源化方面具有较大的优势,同时由于其一体化设计,将炉渣熔融形成玻璃体的同时极大地提高了能源利用效率,该技术在日本、新加坡等土地资源比较紧缺的国家得到了广泛的应用。目前气化熔融产生的玻璃体主要用于建筑骨料和路基材料,未来熔融后的玻璃体炉渣可用于制作保温棉板等二次产品,进一步提升资源化率和经济性。

# 第 9 章

生活垃圾处理设施运营监管

近年来,党中央和国务院从国家层面高度重视生活垃圾处理设施的监督管理工作,开展运营监管法规制度顶层设计,发布生活垃圾焚烧厂和填埋场运行监管标准,部分城市对生活垃圾处理设施运营监督管理制度方面进行了探索和实践。但是,环保督察中发现的问题,暴露了生活垃圾处理日常监管工作的缺失,也对各地政府主管部门提出了严格要求。目前生活垃圾处理设施的运营监管工作开始探索第三方委托监管模式,可以更加充分地利用第三方监管机构的技术能力,在"十三五"期间生活垃圾处理设施第三方监管市场可能迎来爆发式增长。

## 9.1 形势与政策

### 9.1.1 国家层面高度重视,监管法律完成顶层设计

近年来,一大批生活垃圾、餐厨垃圾、粪便等中转、焚烧、填埋设施相继建成,城市环卫水平稳步提高,对这些生活垃圾处置设施的监督管理也愈发重要。城市生活垃圾处置设施的运行水平,直接影响到城市公共安全,特别是城市生活垃圾处置设施运营过程中产生的废气(恶臭、二噁英)、废水、飞灰、炉渣、沼渣等二次污染物,更是广大居民关注的焦点,如果处置不当,极容易引发群体事件,不利于社会的和谐稳定。因此,必须加强对生活垃圾处置设施的运行过程和污染物排放的监管力度。在广大人民群众对环境质量日趋重视的时代背景下,国家层面高度重视城市生活垃圾处置设施的运营监管,颁布或修订了多部有关加强生活垃圾处置监督管理和环境保护的规划、法律、法规、通知及意见,为生活垃圾处置实施的监管工作提供了顶层设计。

2016 年 10 月 22 日,住房和城乡建设部等四部委联合发布的《关于进一步加强城市生活垃圾焚烧处理工作的意见》(建城〔2016〕227 号),提出要全面加强生活垃圾焚烧厂的监管能力建设,建立全过程、多层级风险防范体系,杜绝违法排放和造假行为。2016 年 11 月 24 日,国务院印发《"十三五"生态环境保护规划》,用专门章节论述在"十三五"期间,要

健全法制体系,严格环境执法监督,有序整合不同领域、不同部门、不同层次的执法监督力量,推动环境执法力量向基层延伸。2016 年 12 月 31 日,国家发改委、住房和城乡建设部印发《"十三五"全国城镇生活垃圾无害化处理设施建设规划》,提出要强化监督管理,要求重点推进对焚烧厂主要设施运行状况等的实时监控,加强对焚烧设施烟气排放情况、焚烧飞灰处置达标情况、卫生填埋场渗滤液渗漏情况、填埋气体排放情况的监测以及填埋场监测井的管理和维护。预计"十三五"期间生活垃圾无害化设施运营监管体系建设投资估算总额为 42.3 亿元。2017 年 5 月 23 日,中央全面深化改革领导小组第三十五次会议审议通过了《关于深化环境监测改革提高环境监测数据质量的意见》。这是继《生态环境监测网络建设方案》《关于省以下环保机构监测监察执法垂直管理制度改革试点工作的指导意见》之后,党中央、国务院在新时期新形势下就深化环境监测改革作出的又一项重大决策部署,为提高环境监测数据的公信力和权威性、促进环境管理水平全面提升提供了重要遵循和保证。

### 9.1.2　行业标准陆续发布,监管工作逐步统一规范

2015 年起,住房和城乡建设部陆续发布了《生活垃圾焚烧厂运行监管标准》(CJJ/T 212—2015)、《生活垃圾填埋场运行监管标准》(CJJ/T 213—2016),详细规定了处理处置设施的基本运行条件、运行过程、污染防治设施配置及运行效果、安全生产和劳动保护措施等技术要求,使对生活垃圾焚烧厂、填埋场的运行监管工作有据可依,监管工作逐步统一规范。此外,在编的行业标准《生活垃圾焚烧厂评价标准》《生活垃圾焚烧处理与能源利用工程技术规范》《餐厨垃圾处理厂运行维护技术规程》,也将会使生活垃圾处理设施的运营监管工作更加有据可依和统一规范。

### 9.1.3　环保督察重拳出击,日常监管亟需查漏补缺

开展环境保护督察,是党中央、国务院关于推进生态文明建设和环境保护工作的重大安排,是 2016 年环保工作的一大亮点。从 2016 年 1 月开始,到 2017 年 9 月份,中央共派出四批次的环保督察组,实现对全国各省(区、市)全覆盖。从环保督察反馈的问题来看,城市生活垃圾处理设施的运营和监管过程存在较多问题,集中体现在生活废弃物处理能力不足、工程项目建设滞后、渗滤液超标排放几个方面。比如,在 2016—2017 年中央环保督察组的公开通报中,16 个省份有 8 个省份的垃圾填埋场渗滤液处理不当。此外,垃圾非法燃烧、恶臭扰民、医疗废物非法倾倒等问题也比较突出。环保督察中发现的问题,暴露了各地政府对生活废弃物处置日常监管工作的缺失,也对各地政府主管部门提出了严格要求。

## 9.2　行业监管情况

### 9.2.1　多座城市发布生活垃圾处理设施监管文件

在对生活垃圾处理设施监督管理工作制订地方政府规章和规范性文件方面,国内一

些城市已进行了探索和实践(见表9-1)。最早是在2007年,深圳市城市管理局以部门规范性文件的形式制定了《深圳市生活垃圾焚烧处理厂运营监管办法(试行)》;2008年,泉州市率先以政府规章的形式制定了《泉州城市生活垃圾处理监督管理规定》。截止到2017年9月,已经有上海市、广州市、深圳市、青岛市等城市通过城市环境卫生主管部门发布或修订相关文件,对生活垃圾中转、处置设施或者单独对焚烧处理设施监管工作进行规定。这些城市均是根据本市特点,由政府主管部门发布文件,授权下级单位具体承担监管工作。除此之外,还有部分地方城市由环境保护主管部门发布监管文件并承担监管任务,如天津市、湛江市。

总体来看,当前关于城市生活废弃物处置实施监督管理的文件以城市管理主管部门发布的规范性文件为主,仅有广东省东莞市和福建省泉州市通过颁布政府规章的形式对生活垃圾处理设施监管进行规定。由于东莞市和泉州市在发布监管文件时尚未获得立法权,所以仍然属于规范性文件。

已发布的城市生活垃圾处理设施监管办法相关信息汇总于表9-1。

## 9.2.2　直接监管与委托第三方监管模式共存

当前的生活废弃物处置监管工作有政府监管机构直接监管和委托第三方机构监管两种模式。政府监管机构直接监管属于传统的业务模式,也是目前最普遍的模式,例如广州、南京、青岛、威海等城市。在这种模式下,政府行政主管部门或其下属监管机构直接派人驻场监督,或者是定期、不定期地对处置设施进行检查、检测,以此实现对生活垃圾处理设施的监督管理。

最近几年,已经有多座城市在生活废弃物处理领域实施第三方监管。目前第三方运营监管业务主要有两种:第一种是以污染物达标排放检测为主的环境监测第三方监管,第二种是对生活垃圾焚烧发电厂等设施以全过程、全方位监管为主的运营第三方监管。本节所述的是第二种模式,即对生活废弃物处置实施的运行实施第三方监管,比如上海、湛江、苏州等城市。从公开报道的生活垃圾处理设施第三方运营监管项目中标信息来看,目前实施第三方监管的项目有几个特点:

(1)以生活垃圾处理设施居多,特别是生活垃圾焚烧发电项目,部分城市如上海已经逐步向生化处理设施延伸。

(2)单项合同金额较高,均在百万元以上,服务期限一般为3年,个别项目以半年或者一年为期限,可能是考虑到起步阶段的磨合以及探索。

(3)提供第三方运营监管的公司主要集中在3~4家公司。

台湾祥鼎公司是较早在国内开展垃圾处理设施第三方监管的企业,上海市较早开展第三方运营监管的生活垃圾处理设施大多数由台湾祥鼎公司提供服务。该公司还涉足中山等城市生活垃圾处理基地设施监管。近两年,上海环境卫生工程设计院有限公司也开始拓展第三方运营监管服务,在具备较好的标准编制、环卫咨询服务、监测检测以及生活垃圾处理设施运行背景下,上海环境院具备人力资源、设施设备等多重优势,两年内已经

表 9 - 1　已发布的城市生活垃圾处理设施监管办法相关信息汇总

| 序号 | 发布日期 | 城市 | 办法名称 | 文号 | 发布机构 | 管理对象 | 主管单位 |
|---|---|---|---|---|---|---|---|
| 1 | 2007 年 8 月 1 日(实施日期) | 深圳 | 深圳市生活垃圾焚烧处理厂运营监管办法(试行) | 深城管[2007] 138 号 | 深圳市城市管理局 | 适用于从事生活垃圾焚烧处理厂运营业务的企业及其运营监管部门 | 深圳市城市管理局 |
| 2 | 2008 年 12 月 30 日 | 泉州 | 泉州城市生活垃圾处理监管管理规定 | 泉政[2008]13 号 | 泉州市人民政府 | 全市所有进行生活垃圾处理和管理的单位 | 泉州市市政公用事业管理局 |
| 3 | 2011 年 9 月 29 日 | 威海 | 威海市生活垃圾焚烧处理运营监管暂行办法 | / | 威海市城乡建设委员会 | 威海环境再生能源有限公司 | 威海市园林管理局 |
| 4 | 2012 年 10 月 1 日 | 上海 | 上海生活垃圾中转处置设施运营监管办法 | 沪绿容[2012] 254 号 | 上海市绿化和市容管理局 | 中转、处置设施,具体包括:生活垃圾转运码头、中转站、填埋场、焚烧厂,以及厨余垃圾处理厂、废弃食用油脂处理厂等 | 上海市废弃物管理处 |
| 5 | 2014 年 3 月 11 日 | 天津 | 天津市环保局关于加强生活垃圾集中处理设施环境监管工作的通知 | 津环保固[2014]28 号 | 天津市环境保护局 | 全市已运行的 18 个生活垃圾集中处理设施,包含各中转站、垃圾填埋场(含已封场)、垃圾焚烧发电厂、餐饮垃圾处理厂等 | 天津市环境保护局 |
| 6 | 2014 年 9 月 25 日 | 湛江 | 湛江市垃圾处理场、焚烧厂环境监察工作方案 | 湛环函[2014] 619 号 | 湛江市环境保护局 | 湛江市垃圾处理场、焚烧厂 | 湛江市环境保护局 |
| 7 | 2014 年 9 月 26 日 | 南京 | 渗滤液处理项目外包运营监管办法(试行) | 宁生处字 [2014]31 号 | 南京市生活废弃物处置管理处 | 适用于监管方对运营方的人员及财务的监管等 | 南京市生活废弃物处置管理处 |
| 8 | 2014 年 9 月 26 日 | 南京 | 南京市城市粪便处理运行监管办法(暂行) | 宁生处字 [2014]32 号 | 南京市生活废弃物处置管理处 | 适用于本市行政区域内从事城市粪便处理厂的运行、维护、监督与管理 | 南京市生活废弃物处置管理处 |
| 9 | 2014 年 9 月 26 日 | 南京 | 南京市餐厨垃圾处理运行监管办法(暂行) | 宁生处字 [2014]33 号 | 南京市生活废弃物处置管理处 | 适用于本市行政区域内餐厨垃圾处理的收运、处置、监督、监管与管理 | 南京市生活废弃物处置管理处 |

（续表）

| 序号 | 发布日期 | 城市 | 办法名称 | 文号 | 发布机构 | 管理对象 | 主管单位 |
|---|---|---|---|---|---|---|---|
| 10 | 2014 年 9 月 26 日 | 南京 | 南京市城市生活垃圾焚烧发电厂运行监管办法（暂行） | 宁生处字[2014]34 号 | 南京市生活废弃物处置监管处 | 适用于本市行政区域内从事城市生活垃圾焚烧发电厂的运行、维护、监督与管理 | 南京市生活废弃物处置管理处 |
| 11 | 2015 年 4 月 9 日 | 南昌 | 南昌市生活垃圾焚烧处理厂运营监管办法（试行） | 洪管发[2015]32 号 | 南昌市城市管理委员会 | 市生活垃圾焚烧处理厂运营企业 | 南昌市固体废弃物处理监管中心 |
| 12 | 2015 年 5 月 8 日 | 广州 | 广州市生活垃圾处理设施运营监管办法 | 穗城管委[2015]264 号 | 广州市城市管理委员会 | 填埋、焚烧、生物处理、综合处理等生活垃圾终端处理设施 | 广州市生活废弃物处理管理中心 |
| 13 | 2016 年 8 月 2 日 | 东莞 | 东莞市生活垃圾处理企业运营监督管理办法 | 东府[2016]61 号 | 广东省东莞市人民政府 | 本市行政区域内生活垃圾焚烧处理企业 | 东莞市城市综合管理局 |
| 14 | 2016 年 9 月 13 日 | 青岛 | 青岛市生活垃圾运输和处理企业监督管理暂行办法 | 青城管[2016]127 号 | 青岛市城市管理局（市城市管理行政执法局） | 从事生活垃圾（含餐厨废弃物）经营性运输和生活垃圾填埋、焚烧、生化处理、综合处理、餐厨废弃物处理、渗滤液处理等终端处理企业 | 青岛市市容环境卫生管理中心 |

拿到无锡、苏州、嘉定、浦东黎明、湛江、无锡、苏州等8个订单,拓展势头较为突出。

在生活垃圾处理设施运营第三方监管模式里,政府主管部门通过公开招标方式,筛选出有能力的专业公司,对生活垃圾焚烧厂等大型生活垃圾处理设施实施监管。监管内容包括安全生产、运行制度、环境监测等内容,全方位、全流程参与生活垃圾处理设施的运行,对运营单位起到了很好的监督作用。政府主管部门负责制定生活垃圾处理设施监督管理制度,并监督第三方监管公司的履约行为,即是"第三方监管的监管方"。第三方监管公司充分发挥技术优势,代表政府主管部门实施监管,将生活垃圾处理设施的运行情况按时提交给政府主管部门进行决策。委托第三方监管模式,能充分发挥利用第三方监管机构的技术能力,实现对各类生活垃圾处理设施的监督管理,政府主管部门只需要设计好监管制度,监督制度的实施符合当前政府"简政放权"的改革要求,所以在"十三五"期间,委托第三方监管市场必将迎来爆发式增长。

### 9.2.3 监管工作存在问题

1) 基层政府缺乏专门的监管法规

当前,关于加强生活废弃物监督管理的法律法规和关于生活垃圾焚烧厂、填埋场的运行监管标准和指导意见,为生活废弃物处理和监督管理工作提供了原则性、基础性的准则,是对生活废弃物处置监督管理工作的顶层设计。但是,对于一个城市的具体监管工作来说,还不够有针对性和可执行性。

从国家、行业、各省实际情况来看,目前还没有出台针对生活废弃物处理进行垂直监督管理的专门法律、法规或地方政府规章,仅在部分条文中有简短的语句或字词的原则性表述。比如《城市市容和环境卫生管理条例》(国务院令第101号,2011年1月8日修订)第二十八条规定:城市人民政府市容环境卫生行政主管部门对城市生活废弃物的收集、运输和处理实施监督管理。该条例并没有对如何实施监督管理进行规定。《城市生活垃圾管理办法》(建设部令第157号)第五章专门对生活垃圾的清扫、收集、运输、处置过程中政府建设(环境卫生)主管部门的监督管理进行了规定,并没有对生活垃圾处置过程中的安全生产、污染物排放、信息公开、社会监督等活动进行规定,与当前的环境保护要求差距较大。《中华人民共和国环境保护法》规定县级以上人民政府环境保护主管部门有权对排放污染物的企业事业单位进行现场检查,并对污染防止、信息公开、公众参与等进行了规定,但是该法律没有对生活废弃物生产运行过程进行约束,也没有对生活废弃物处置过程中出现的环境健康安全问题进行约束。

以上所讲的关于生活垃圾、餐厨垃圾和环境保护的法律法规,虽然从顶层设计了监督职责,但是到目前为止,还没有一部能覆盖各类生活废弃物处置的统一的、系统的、全面的监督管理法规,使得基层政府主管部门对生活垃圾处理设施的实际监督管理中,常常感觉"无法可依",缺少有力的抓手,与当前生态文明法制建设要求存在差距。

2) 城市生活垃圾处理设施监管机构权责不清

目前,各城市对生活垃圾焚烧厂、填埋场等的监督管理主要是由城市管理部门或其下属的环卫设施管理机构管理,部分城市是由环境保护主管部门实施环境监督。

根据各上位法和城市主管部门职责的规定,各级政府的城管、环保、安监、财政、税务、公安等部门均对生活废弃物处置实施的安全生产和污染物达标排放负有监督管理职责。但是,由于没有专门的法规明确授权,各单位均是根据自己的理解对所在领域实施监管,导致生活废弃物收集、中转、处理、处置和污染物排放产业链中出现监管缺失现象。

以生活垃圾焚烧厂的飞灰稳定化处理、运输和填埋为例,飞灰属于危险废物,必须经过稳定化处理,根据《国家危险废物名录》(2016 版),稳定化处理后飞灰在卫生填埋场填埋可以豁免。在这个过程中,飞灰运输过程就必须执行危险废物转移联单制度,涉及城市管理、环境保护、交通运输、安监等行政主管部门的责任。如果生活垃圾焚烧运营单位对飞灰处理不达标而导致环境污染时,还涉及公安、工商、税收等相关部门。而目前由于没有统一的监督管理制度,各个主管部门之间还缺乏有效的信息沟通,致使生活废弃物处置过程存在较大的环境风险。

3) 部分城市生活废弃物处置监管力量薄弱

当前,我国生活废弃物处置监督工作已经从以垃圾填埋场为重点,转变为以生活垃圾焚烧厂为重点;从大型中转站到二次污染物处理设施全过程;从生活垃圾到餐厨垃圾、厨余垃圾、粪便等生活废弃物全领域监管的格局。这一转变,对实际承担生活垃圾处理设施监管职责的监管机构提出了新的要求。

在实际监管过程中发现,监管机构在组织架构、人员配置、技术能力、监管权威等方面均比较薄弱,大大落后于当前垃圾焚烧设施和其他各类新工艺设施的建设和运行要求。特别是在东部省份的区级、县级和广大中西部地区,众多的生活垃圾焚烧厂、餐厨垃圾处理厂先后建立,但是在这些地区负责生活废弃物处置监管的机构,仍然处于管理生活垃圾简易填埋的水平,无论是机构组织框架、监管设施设备还是人员技术水平,均无法满足当前生活垃圾处理设施快速发展的需要。例如,生活垃圾焚烧发电厂的运营需要较高的技术水平,涉及热能、电气、仪表、自控、检修、污染治理等多个领域的专业知识,政府监管部门一方面缺少能够面面俱到的技术型人才,却又受相关制度的制约,无法招聘足够技术人员,或者是无法拨付足够金额委托第三方监管。另一方面,很多政府监管工作受生活垃圾处理设施的运行合同(如 BOT 协议)、环评批复文件等的制约,导致监管机构的意见无法落实,实则是监管工作缺乏足够权威的法律支撑。

## 9.3 趋势与展望

### 9.3.1 基层监管法律法规体系进一步完善

为了使生活垃圾焚烧厂和填埋场等相关的处置设施监管标准得到彻底执行,不仅需要国家行业主管部门和省级政府从法律、法规的角度入手建立制度,还需要每个城市的管理者结合自身城市生活垃圾处理设施的实际情况,根据中央政策文件和行业标准,出台专门的监督管理政府规章和文件,完善基层监管法律法规体系,建立可操作、可执行的生活垃圾处理设施监督管理制度。监督管理制度应当包括负有监督管理职责的各主管部门职责、监管模式、监管费用、监管人员、监管内容、监督考核结果、奖惩办法等条文。

### 9.3.2 环保督察催生政府建立长效监管机制

中央和省级环保督察促进了一大批生活废弃物处置问题的解决,但是对生活废弃物处置的监管需要长期进行,不能单靠环保督察在短期内给予全部解决。在对环保督察中发现的问题进行整改的同时,形成一套长效监管机制才是重中之重。这需要进一步在环境监管、追责问责等方面进行创新,比如省级环保督察制度、一把手负责制等。这些长效监管机制的建立和实施,不仅适应于生活垃圾处理设施,还能对全省、全市的各项生产活动进行监督管理,以长效监管机制巩固整改成效,促进生活垃圾处理设施稳定达标运行。

### 9.3.3 第三方监管市场竞争日趋激烈

在对生活垃圾处理设施进一步加强监管的形势下,各地政府主管部门在实施直接监督管理的基础上,越来越多地选择委托第三方专业机构实施监管。当前以简政放权为重点的政府改革在释放改革红利、促进经济转型、应对经济下行压力中发挥了重要作用。以监管转型为重点,成为“十三五”时期纵深推进简政放权改革的一项重要内容。就生活垃圾处理设施监管来说,将政府各部门的监管职责重心,从具体生产运行监管等技术型工作转移到监管政策制定和监督实施等管理型工作上,充分发挥市场主体的主动性和专业性,必然能够提高社会效率和监管水平,提高各类生活垃圾处理设施的运行质量。这也意味着,未来第三方监管市场竞争将会更加激烈。

# 环境卫生行业大事记

(2016 年 1 月至 2017 年 9 月)

1. 2016 年 1 月 1 日,《广东省城乡生活垃圾处理条例》正式实施,是国内第一个针对垃圾分类,并将农村生活垃圾处理纳入立法的省级法规。

2. 2016 年 3 月 14 日,住房和城乡建设部发布行业标准《生活垃圾填埋场防渗土工膜渗漏破损探测技术规程》(CJJ/T 214—2016)。

3. 2016 年 3 月 2 日,北京控股集团有限公司控股的红筹上市公司北京控股(HK0392)在慕尼黑正式完成对德国 EEW 废物能源利用公司 100% 股权的收购,总金额为 14.38 亿欧元,成为中国企业在德国最大的并购项目。

4. 2016 年 5 月 5 日,商务部、发展改革委、工业和信息化部、环境保护部、住房和城乡建设部、供销合作总社六部门联合发布《关于推进再生资源回收行业转型升级的意见》。

5. 2016 年 6 月 14 日,住房和城乡建设部发布城镇建设行业产品标准《生活垃圾产生量计算及预测方法》(CJ/T 106—2016)、《城镇环境卫生设施属性数据采集表及数据库结构》(CJ/T 171—2016)。

6. 2016 年 6 月 14 日,国家发展和改革委、环保部发布 2016 年《国家危险废物名录》,自 2016 年 8 月 1 日起施行。

7. 2016 年 6 月 15 日,国家发展和改革委、住房和城乡建设部联合发布《垃圾强制分类制度方案(征求意见稿)》。

8. 2016 年 7 月 9 日,住房和城乡建设部发布行业标准《生活垃圾卫生填埋场运行监管标准》(CJJ/T 213—2016)。

9. 2016 年 7 月 23 日,住房和城乡建设部、全国爱卫办、环保部、农业部、水利部、国务院扶贫办和中国农业发展银行联合发布了《改善贫困村人居卫生条件指导意见》(建村[2016]159 号),要求达到居民饮用水基本安全,农村生活垃圾得到全面治理等标准。

10. 2016 年 8 月 8 日,住房和城乡建设部发布城镇建设行业产品标准《垃圾专用集装箱》(CJ/T 496—2016)、城镇建设行业产品标准《压缩式垃圾车》(CJ/T 127—2016)、城镇建设行业产品标准《剪切式垃圾破碎机》(CJ/T 499—2016)。

11. 2016 年 8 月 23 日,2016(第四届)上海垃圾焚烧热点论坛在上海闵行星河湾酒店开幕,继"蓝色焚烧2.0"之后,再次将蓝色产品理念进行深度推广至"蓝色焚烧3.0"。

12. 2016年8月31日,中国光大国际有限公司在香港宣布,于波兰当地时间8月29日以1.23亿欧元完成收购波兰最大的固废处理公司NOVAGO,其中包括1.18亿欧元(约合人民币8.62亿元)的股权价值和500万欧元的土地储备资源。

13. 2016年9月22日,住房和城乡建设部等五部委下发《关于进一步鼓励和引导民间资本进入城市供水、燃气、供热、污水和垃圾处理行业的意见》(建城〔2016〕208号)。

14. 2016年9月24日,环境保护部日前会同农业部、住房和城乡建设部印发了《培育发展农业面源污染治理、农村污水垃圾处理市场主体方案》(环规财函〔2016〕195号,《方案》的印发对于推进农村环境治理具有重要意义。

15. 2016年9月28日,国家发改委发布关于《征求对化学原料药等9个行业清洁生产评价指标体系(征求意见稿)意见的函》(发改办环资〔2016〕2117号),体系包括了《垃圾焚烧行业清洁生产评价指标体系》。

16. 2016年10月11日,财政部发布了《关于在公共服务领域深入推进政府和社会资本合作工作的通知》(财金〔2016〕90号),将在垃圾处理、污水处理等领域探索开展PPP模式强制试点。

17. 2016年10月22日,环境保护部等四部委近日联合发布《关于进一步加强城市生活垃圾焚烧处理工作的意见》(建城〔2016〕227号),要求各地将垃圾焚烧处理设施建设作为工作重点,尽快补上城市生活垃圾处理短板。

18. 2016年10月28日,工业和信息部发布《做好工业和信息化领域"邻避"问题防范和化解工作的通知》(工信部规函〔2016〕447号),支持垃圾资源化处理和危险化学品企业搬迁改造,鼓励存在"邻避"风险的老旧企业采取相应的退出措施。

19. 2016年11月9日,环境保护部和科技部印发《国家环境保护"十三五"科技发展规划纲要》(环科技〔2016〕160号)。

20. 2016年11月22日,环保部发布《2016年全国大、中城市固体废物污染环境防治年报》。

21. 2016年12月1日,广东省人大常委会发布了《广东省人民代表大会常务委员会关于居民生活垃圾集中处理设施选址工作的决定》。

22. 2016年12月2日,经国务院同意,非正规垃圾堆放点排查整治工作电视电话会议在京召开,动员开展非正规垃圾堆放点全面摸底调查和集中整治,部署加强垃圾治理工作。

23. 2016年12月7日,"2016年度固废行业企业评选"大幕拉起,共有23家企业入围2016固废行业十大影响力企业候选名单。

24. 2016年12月7日,"2016年(第十届)固废战略论坛"在北京召开。

25. 2016年12月10日,国家发展改革委发布《可再生能源发展"十三五"规划》(发改能源〔2016〕2619号)。

26. 2016年12月15日,住房城乡建设部发布关于行业产品标准《污泥脱水用带式压滤机》的公告,批准《污泥脱水用带式压滤机》为城镇建设行业产品标准,编号为 CJ/T 508—2016,自 2017 年 6 月 1 日起实施。原《污泥脱水用带式压滤机》CJ/T 80—1999 同时废止。

27. 2016 年 12 月 31 日,国家发展改革委与住房城乡建部联合发布了《"十三五"全国城镇生活垃圾无害化处理设施建设规划》(发改环资〔2016〕2851 号)。

28. 2017 年 1 月 10 日,工信部、住房和城乡建设部联合印发《建筑垃圾资源化利用行业规范条件》(暂行)、《建筑垃圾资源化利用行业规范条件公告管理暂行办法》(工业和信息化部住房城乡建设部公告 2016 年第 71 号)。

29. 2017 年 1 月 20 日,住房城乡建设部发布关于行业标准《生活垃圾渗沥液膜生物反应处理系统技术规程》的公告,批准《生活垃圾渗沥液膜生物反应处理系统技术规程》为行业标准,编号为 CJJ/T 264—2017,自 2017 年 7 月 1 日起实施。

30. 2017 年 1 月 21 日,住房城乡建设部发布关于国家标准《生活垃圾卫生填埋场封场技术规范》的公告,批准《生活垃圾卫生填埋场封场技术规范》为国家标准,编号为 GB51220—2017,自 2017 年 7 月 1 日起实施。

31. 2017 年 1 月 25 日,国家发改委和农业部印发《全国农村沼气发展"十三五"规划》的通知(发改农经〔2017〕178 号)。

32. 2017 年 1 月 25 日,国家发改委印发《战略性新兴产业重点产品和服务指导目录》(2016 版),将"餐厨废弃物资源化无害化利用"的相关装备和技术研发,列入"资源循环利用产业"分项之一。

33. 2017 年 1 月 26 日,环保部和民政部发布《关于加强对环保社会组织引导发展和规范管理的指导意见》(环宣教〔2017〕35 号),进一步促进环保社会组织健康有序发展,更好地发挥民间环保力量,广泛动员公众参与生态文明建设,推动绿色发展。

34. 2017 年 2 月 23 日,环保部印发实施《全国农村环境综合整治"十三五"规划》。

35. 2017 年 2 月 23 日,环境保护部发布关于印发《国家环境保护"十三五"环境与健康工作规划》的通知(环科技〔2017〕30 号),提高国家环境风险防控能力、保障公众健康,有序推进环境与健康工作。

36. 2017 年 3 月 13 日,国家发展改革委、财政部、住房城乡建设部发布《关于开展 2017 年餐厨废弃物资源化利用和无害化处理试点城市(以下简称试点城市)终期验收和资金清算工作的通知》(发改办环资〔2017〕431 号)。

37. 2017 年 3 月 30 日,国家发展改革委和住房城乡建设部发布《生活垃圾分类制度实施方案》(国办发〔2017〕26 号)。

38. 2017 年 3 月 20 日,住房和城乡建设部批准《城镇污水处理厂污泥处理稳定标准》(CJ/T510—2017)为城镇建设行业产品标准,自 2017 年 9 月 1 日起实施。

39. 2017 年 4 月 10 日,环保部印发《国家环境保护标准"十三五"发展规划》。

40. 2017 年 4 月 11 日,住房和城乡建设部发布《生活垃圾焚烧厂标识标志标准》(CJJ/T270—2017),自 2017 年 10 月 1 日起实施。

41. 2017 年 4 月 17 日,政策法规司发布《中华人民共和国环境保护税法》(2016 年 12 月 25 日第十二届全国人民代表大会常务委员会第二十五次会议通过)。

42. 2017 年 4 月 20 日,环保部发布《关于生活垃圾焚烧厂安装污染物排放自动监控设备和联网有关事项的通知》(环办环监〔2017〕33 号),并于 4 月 24 日组织召开全国视频会,要求垃圾焚烧企业于 2017 年 9 月 30 日前全面完成"装、树、联"三项任务,即依法依规安装污染物排放自动监测设备、厂区门口树立电子显示屏实时公布污染物排放和焚烧炉运行数据、自动监测设备与环保部门联网。

43. 2017 年 4 月 25 日,环境保护部发布国家环境保护标准《污染物在线自动监控(监测)系统数据传输标准》(HJ 212—2017)。

44. 2017 年 4 月 26 日,环境保护部、外交部、发展改革委和商务部联合发布《关于推进绿色"一带一路"建设的指导意见》(环国际〔2017〕58 号),对于我国加快形成崇尚创新、注重协调、倡导绿色、厚植开放、推进共享的机制和环境具有重要意义。

45. 2017 年 5 月 8 日,住房建设部和环保部联合发布《关于规范城市生活垃圾跨界清运处理的通知》(建城〔2017〕108 号),加强城市生活垃圾清运处理管理,规范垃圾跨界转移处置行为。

46. 2017 年 5 月 31 日,环保部发布《水泥窑协同处置危险废物经营许可证审查指南(试行)》的公告(公告 2017 年第 22 号)。

47. 2017 年 6 月 6 日,总合同金额将达到 67 亿的中国最大的环卫一体化 PPP 项目——昆明市官渡区环卫一体化 PPP 项目,花落侨银环保科技股份有限公司。

48. 2017 年 6 月 6 日,住房和城乡建设部发布《住房城乡建设部办公厅关于开展第一批农村生活垃圾分类和资源化利用示范工作的通知》(建办村函〔2017〕390 号),要求在全国 100 个县(市、区)开展第一批农村生活垃圾分类和资源化利用示范工作。

49. 2017 年 6 月 26 日,财政部、国家税务总局、环境保护部就《中华人民共和国环境保护税法实施条例(征求意见稿)》向社会公开征求意见,固废处置行业将直接受益。

50. 2017 年 7 月 3 日,国家发改委发布《关于加快运用 PPP 模式盘活基础设施存量资产有关工作的通知》(发改投资〔2017〕1266),强调更好运用 PPP 模式盘活基础设施存量资产、形成良性投资循环。

51. 2017 年 7 月 6 日,住房和城乡建设部标准定额司发布关于征求行业标准《建筑垃圾处理技术规范(征求意见稿)》意见的函(建标工征〔2017〕102 号)。

52. 2017 年 7 月 13 日,最高人民法院在北京举行新闻发布会,发布《中国环境司法发展报告(2015—2017)》,报告指出,固废、土壤领域涉刑事案件最多。

53. 2017 年 7 月 18 日,国务院办公厅印发《禁止洋垃圾入境推进固体废物进口管理制度改革实施方案》。明确 2017 年年底前,全面禁止进口环境危害大、群众反映强烈的固体废物;2019 年年底前,逐步停止进口国内资源可以替代的固体废物。

54. 2017 年 7 月 28 日,环保部印发的《固定污染源排污许可分类管理名录(2017 年版)》正式实施。

55. 2017 年 8 月 2 日,环境保护部办公厅、发展改革委办公厅、工业和信息化部办公厅、公安部办公厅、商务部办公厅、工商总局办公厅联合发布《关于联合开展电子废物、废轮胎、废塑料、废旧衣服、废家电拆解等再生利用行业清理整顿的通知》,决定在全国范围内对电子废物、废轮胎、废塑料、废旧衣服、废家电拆解等再生利用行业进行清理整顿。

56. 2017 年 8 月 4 日,环保部下发《生活垃圾焚烧污染控制标准》(GB18485—2014)修改单(征求意见稿)(环办土壤函〔2017〕1252 号)。

57. 2017 年 08 月 16 日,环境保护部、商务部、发展改革委、海关总署和质检总局联合发布《进口废物管理目录》(公告 2017 第 39 号),将来自生活源的废塑料(8 个品种)、未经分拣的废纸(1 个品种)、废纺织原料(11 个品种)、钒渣(4 个品种)等 4 类 24 种固体废物,从《限制进口类可用作原料的固体废物目录》调整列入《禁止进口固体废物目录》。

58. 2017 年 8 月 8 日,住房和城乡建设部标准定额司发布关于征求行业标准《生活垃圾焚烧飞灰固化稳定化处理技术标准(征求意见稿)》意见的函(建标工征〔2017〕122 号)。

59. 2017 年 8 月 25 日,E20 环境平台联合上海市环境工程设计科学研究院有限公司、上海环境卫生工程设计院有限公司共同举办"2017(第五届)城市垃圾热点论坛"。论坛以"系统思维下的城市垃圾技术革命"为主题,结合了环保部"装、树、联"政策,聚焦垃圾焚烧、垃圾分类、环卫一体化、垃圾填埋场等城市垃圾细分领域热点话题。

60. 2017 年 9 月 11 日,上海市政府第 163 次常务会议通过《上海市建筑垃圾处理管理规定》,自 2018 年 1 月 1 日起施行。

# 参 考 文 献

［1］西北地区环卫市场化爆发式增长，环境司南，http：//huanbao. bjx. com. cn/news/20170809/842329. shtml；2017.8.9

［2］告别红利时代-2016 中国环保行业并购年度回顾，宇墨咨询，http：//app. myzaker. com/news/article. php？pk＝587ed48b1bc8e0eb1d000007；2017.1.18

［3］［数据］十大环保上市公司 2016 年并购案例，全联环境商会，http：//huanbao. bjx. com. cn/news/20170210/807683. shtml；2017.2.10

［4］2016 年全国村庄生活垃圾处理率已达 60％，环卫科技网，http：//www. cn-hw. net/html/china/201612/56390. html；2016.12.20

［5］张益：我国固废处理领域现状和发展趋势，中国环联，http：//huanbao. bjx. com. cn/news/20170727/839792. shtml；2017.7.23

［6］成都楼宇垃圾分类推进工作今日启动［N/OL］. 人民网-四川频道，2017－4－20［2017－9－25］.

［7］邢涛，黄睿. 2016 年专用车市场分析［J］，专用汽车，2017(2)：53—56.

［8］打造"互联网＋垃圾分类"2.0 版［N/OL］. 中国经济网-《经济日报》，2017－6－26［2017－9－25］.

［9］杜文婷. 卖废品找不到收荒匠？微信查询还能上门收"技术宅"创业 利用"互联网＋"收垃圾［N/OL］. 成都日报，2017－7－20［2017－9－25］.

［10］E20 研究院. 中国城市生活垃圾行业分析报告(2017 版)［R］. 2017 年 6 月.

［11］王仲旭，张景超，冯雨峰，等. 生活垃圾填埋场产污节点及环境监管要点分析［J］，资源节约与环保，2016，10：162—163.

［12］住房和城乡建设部. CJJ/T 214-2016，生活垃圾填埋场防渗土工膜渗漏破损探测技术规程［S］. 北京：中国建筑工业出版社，2016.

［13］唐海龙，生活垃圾填埋场园林绿化施工技术及养护管理探究［J］，建筑工程技术与设计，2016，8：1910.

［14］林泉，宫渤海，宋霁. 生活垃圾卫生填埋场再利用技术浅析［J］，环境卫生工程，2017，

25(3):76—78.

[15] 陈妮,刘滨. 中小型生活垃圾填埋场库存垃圾资源化利用的思考[J],环境与可持续发展,2017,3:90—91.

[16] 陈增丰,张永芳. 杭州生活垃圾处置监管的实践与思考[J],中国城市环境卫生,2009,2:22—25.

[17] 杨小敏. 中央环保督察问责新常态[J],中国集体经济,2018,16:159—160.

[18] 国家统计局. 中国统计年鉴(2017)[M]. 北京:中国统计出版社,2018.

[19] 中国政府采购网采购公告,www. ccgp. gov. cn.

[20] 国家发改委 PPP 项目库,http://tzs. ndrc. cn/zttp/PPPxmk.

[21] 国家发改委,住房和城乡建设部. "十三五"全国城镇生活垃圾无害化处理设施建设规划,http://www. ndrc. gov. cn/zcfb/zcfbtz/201701/W020170122611891359020. pdf.

[22] 农佳莹. 广西农村建筑环境保护工作的生态策略探讨[J]. 城市建设理论研究:电子版,2013(28).